ワーク・エンゲイジメント入門

著
ウィルマー・B・シャウフェリ　ピーターナル・ダイクストラ
訳
島津明人　佐藤美奈子

星 和 書 店

Seiwa Shoten Publishers

2-5 Kamitakaido 1-Chome
Suginamiku Tokyo 168-0074, Japan

Engaged at work

by
Wilmar B. Schaufeli
Pieternel Dijkstra

Translated from English
by
Akihito Shimazu, Ph.D.
Minako Sato

English copyright © Wilmar B. Schaufeli & Pieternel Dijkstra
Japanese edition copyright © 2012 by Seiwa Shoten Co., Tokyo, Japan

訳者まえがき

　仕事に誇りを持ち，仕事にエネルギーを注ぎ，仕事から活力を得て活き活きしている状態。このような状態を「ワーク・エンゲイジメント」と言います。本書は，このワーク・エンゲイジメントの考え方とエンゲイジメントの向上に向けた対策について，日本語で体系的に紹介した初めての本です。本書は，最初にオランダ語で書かれ（*Bevlogen aan het werk*），英語に翻訳された後（*Engaged at work*），日本語に翻訳されました。

　本書の著者であるシャウフェリ教授は，ワーク・エンゲイジメント概念のまさに提唱者です。彼は，ワーク・エンゲイジメントの反対の概念である「バーンアウト」（燃え尽き症候群）の研究と実践に，長年関わっていました。では，彼はなぜ，バーンアウトとは反対の状態であるワーク・エンゲイジメントに注目し，研究するようになったのでしょうか？　この点について，シャウフェリ教授は私に，次のような話をしてくれました。

　　「自分は長年，バーンアウトの低減と予防に従事することで労働者の幸せ（well-being）に貢献したいと考えていた。しかし，それだけでは労働者の幸せに貢献するには十分ではないことがわかった。たしかに，バーンアウトしていないことは幸せであることの一部ではあるが，それがすべてではな

い。バーンアウトしていないからといって,必ずしも幸せであるとは限らないからだ。本当の幸せにつなげるためには,バーンアウトの低減とともに,仕事で活き活きとした状態を高める必要があるのではないか」

シャウフェリ教授がこのように考えるようになった背景のひとつには,心理学,さらには産業保健心理学(Occupational Health Psychology)における大きな流れ,すなわち「ネガティブからポジティブへ」も無縁ではないと思われます。

産業保健心理学とは,労働者の健康と安全を守り,労働生活の質の向上に心理学の知見を適用することを目的とした心理学の応用領域です。しかしながら,従来の産業保健心理学分野で扱われてきた研究内容は,精神的・身体的不健康やストレスなどネガティブな要因がほとんどであり,職務満足感,組織コミットメント,動機づけなどのポジティブな要因はあまり扱われていませんでした。たとえば,米国心理学会(American Psychological Association)と米国国立職業安全衛生研究所(National Institute for Occupational Safety and Health: NIOSH)とが刊行している雑誌 *Journal of Occupational Health Psychology* では,掲載された論文の約95%がネガティブな要因をアウトカムとして扱っているのに対して,ポジティブなアウトカムを扱った論文は5%に満たないことが指摘されています。また,訳者(島津)が心理学分野における最大のデータベース PsychINFO によって,ポジティブな用語(喜び,幸福,満足感,ワーク・エンゲイジメン

ト）を検索してヒットした件数（98,172 件）は，ネガティブな用語（怒り，不安，抑うつ，バーンアウト）を検索してヒットした件数（291,195 件）の約 3 分の 1 でした（2012 年 7 月 23 日現在）。

　このような反省に基づき，2000 年前後から，人間の有する強みやパフォーマンスなどポジティブな要因にも注目する動きが，心理学および産業保健心理学の領域に出始めました。このような動きの中で新しく提唱された概念のひとつが，ワーク・エンゲイジメントと言えそうです。

　ここで，日本の状況に目を転じてみましょう。

　職場におけるメンタルヘルス対策では，うつ病などのメンタルヘルス不調の未然防止（第一次予防），早期発見・早期対応（第二次予防），メンタルヘルス不調により休業した従業員の適切な復職支援・再発予防（第三次予防）が行われています。事業所の中にも，厚生労働省の「労働者の心の健康保持増進のための指針」などに基づいて，従業員や管理監督者への教育・研修，相談体制の整備，職場復帰支援体制の整備など，メンタルヘルス対策に取り組む企業が増えてきました。特に，従業員数 1,000 人以上の事業所では，95% 以上の事業所で何らかのメンタルヘルス活動が行われていることが厚生労働省（2008）の調査で明らかになっています。

　一方で，少子高齢化が進み，労働力人口が減少している現在，企業や社会では多様な労働力の活用とともに，労働力の質の向上が求められています。職場のメンタルヘルスにおいても，メンタ

ルヘルスの不調者を対象とした医療・福祉・福利厚生としての視点だけでなく，健康度の高い労働者による生産性の高い職場づくりを目的とした視点も，併せて求められるようになってきました。こうした背景を踏まえ，これからのメンタルヘルス対策について提案したい点のひとつが，こころの健康のポジティブな側面への注目です。

　誤解をおそれずに言いますと，これまでのメンタルヘルス対策は，メンタル「ヘルス」と言いながらも，こころの「不調」をいかに防ぐかという点に重きが置かれていました。しかし，上述したシャウフェリ教授の言葉にもあるように，労働者の幸福を総合的に考えた場合，こころの不調を防ぐだけでは十分ではないことは明らかです。労働者の強みを伸ばし，活き活きと働くことのできる状態，いわば「ワーク・エンゲイジメント」の高い状態をも視野に入れた対策が，労働者の本当のこころの健康につながると考えます。ここで強調したいのは，こころの「不調」への対策が重要ではない，ということではありません。こころの不調と同じ程度に，こころの活力にも注目し，メンタルヘルス対策の活動範囲を広げる必要があるということです。そうでなければ，メンタルヘルス活動の対象は，一部の不調者を対象とした活動に留まってしまい，事業所や企業全体，さらには社会全体でメンタルヘルスに取り組もうという動きにはつながりません。

　本書は，次の5章から構成されています。
　第1章では，ワーク・エンゲイジメントの概念について説明さ

訳者まえがき　vii

れています。ここでは，バーンアウト，仕事中毒（ワーカホリズム），ボアアウト（退屈）と対比させながら，ワーク・エンゲイジメントとは何か，どのように理解すればよいかがわかるようになっています。ワーク・エンゲイジメント，仕事中毒，ボアアウトについてのチェックリストも掲載されており，自分自身の働き方の特徴を知ることもできるようになっています。

　第2章では，ワーク・エンゲイジメントがどのように作用するのかが説明されています。ここでは，ワーク・エンゲイジメントを規定する要因は何か，ワーク・エンゲイジメントがどんな結果につながるのかが，詳しく記述されています。さらに，「規定要因→ワーク・エンゲイジメント→結果」の関係を包括的に説明する理論モデルとして，仕事の要求度 - 資源モデル（Job Demands-Resources model：JD-R モデル）が紹介されています。

　第3章では，ワーク・エンゲイジメントを向上させるために，主に従業員自身ができることが述べられています。臨床心理学の知見はもとより，ポジティブ心理学の知見に基づいた8つの提案は，どれも具体的で，今すぐにでも実践できるものばかりです。

　第4章では，ワーク・エンゲイジメントを向上させるために，主に組織にできることが述べられています。ここでは，人的資源管理，組織開発，リーダーシップに関するさまざまな知見に基づいて，8つの提案がなされています。

　第5章では，ワーク・エンゲイジメントがもつ面白い特徴が2つ紹介されています。そのひとつはポジティブならせんであり，「幸せが幸せを呼ぶ」現象です。このポジティブならせん効果は，

ポジティブ心理学の主要な研究テーマのひとつともなっています。もうひとつの特徴は，情動の伝播で，クロスオーバー効果とも呼ばれています。巷では，「うつはう・つ・る・」と言われることもありますが，ワーク・エンゲイジメントも，人から人へと「う・つ・る・」ことがわかっています。上司から部下へ，同僚から同僚へとワーク・エンゲイジメントの良い連鎖がつながることを，実証研究を交えながら言及しています。

　付録1では，JD-Rモニターの紹介が行われています。JD-Rモニターとは，第2章で紹介したJD-Rモデルの各要素を定量的に評価するための調査票で，WEB上で行うことができるものです。JD-Rモニターの日本語版はまだ開発されていませんが，JD-Rモニターによる評価結果をどのようにしてワーク・エンゲイジメントの向上につなげていくか，その具体的な手順が説明されていましたので，あえてご紹介しました。

　付録2では，日本における活性化対策の好事例をご紹介しました。オランダ語の原版では，JD-Rモニターを用いた4つの事例が紹介されていましたが，日本の読者に，より有用な情報をお届けするために，この部分の内容を入れ替え，翻訳者（島津）が新たに書き下ろしました。ここでは，ワーク・エンゲイジメントに限らず，従業員と組織の活性化を目的とした対策を積極的に展開している2つの企業を取り上げ，その活動内容を紹介しました。そのうえで，活性化対策に積極的に取り組み，一定の効果をあげている複数の企業や事業所を島津がヒヤリングした結果をまとめて，11のポイントを指摘させていただきました。

本書は，ワーク・エンゲイジメントに関心のある研究者や大学院生だけでなく，企業の経営者，人材開発および組織開発の担当者，人事労務担当者，管理監督者，産業保健スタッフのほか，一般の従業員の方々も読者として想定しています。そのため，翻訳に際しては，わかりやすい日本語となるよう心がけました。

　最後に，本書の日本語への翻訳化を提案いただいたシャウフェリ教授，わかりやすい日本語の草稿を作成いただいた共訳者の佐藤美奈子さん，本書の出版を快くお引き受けいただいた星和書店の石澤雄司社長，ならびにすみずみまで細かく原稿をチェックいただいた編集の近藤達哉さんに心より御礼申し上げます。

島津明人

序　文

　働くことは楽しくなり得る，あるいはそうあるべきだというのは，いかにももっともらしい考えである。たとえそうだとしても，長い間，私たちは違う考え方をしてきた。働くことは重荷として，また犠牲として，長い間，受け止められてきたのである。できるだけ早く早期退職に入るほうがよかった。そうしてようやく，人は楽しいことができるようになるはずであった。なかには，何十年にもわたって労働障害者と呼ばれる人たちもいた。これではまるで，働くことが人を一生涯の病に陥れるものであったかのようである。

　しかし，このようなネガティブな姿勢は理解し得るものであった。かつて人は，長年にわたって同じ仕事に就いていた，あるいは，同じ雇用主のもとで働いていた。多様性が非常に乏しいなか，第二次世界大戦直後，人々は経済的安定を神聖視して成長した。「額に汗して働くことで，人は糧を得る」（創世記3：19），「小人閑居して不善をなす」といった引用句を徹底的に教え込まれたのである。たとえそれが大変なことであり，仕事が退屈で，つらいものだったとしても，自分が今いるところに留まって一生懸命に働くほうが賢明だった。恐怖が先に立ち，人は，自分の心が命じるままに行動することができなかったのである。それゆえ，ついに退職できるという時になって，多くの人々がそれを解

放ととらえたのも理解できる。

 しかし時代は変わり，それとともに，私たちの精神性も，私たちが勤める組織も変わった。「職を転々と替える」ことはかなり多くなり，教育の機会も増えた。現代の人たちは，こと自分の仕事となると，はるかに自覚が高い。彼らは，家賃や食費をまかなうためだけでなく，自己啓発のため，他人を助けるため，あるいは自分の情熱に形を与えるためにも働くことを求める。それゆえ，ワーク・エンゲイジメントという言葉が突然現れたのも理解できる。

 自分の仕事にエンゲイジする人たちは，仕事に対して情熱をもっている。仕事に楽しみを求め，そのために働くのである。しかし，エンゲイジするというのはそれだけではない。仕事にエンゲイジしていると気分が良くなり，より幸せになれるのである。結果的に，ワーク・エンゲイジメントは，心理的にも身体的にも私たちの健康に貢献する。同じくらい重要なことに，仕事にエンゲイジすることで，人はより生産的にもなる。したがって，エンゲイジする従業員を雇うことは，結果的に組織にとってより利益をもたらすことになるのである。そう考えると，ワーク・エンゲイジメントは，もはや単なる流行でも，それ自体が目的というのでもなくなり，人々がより長く働くとともに，より健康でいられるようにするための，そして生産性を高めるための重要な手段なのである。

 しかし，仕事がもつネガティブなイメージゆえに，長年にわたり組織は，働くことのネガティブな側面に焦点を置いてきた。病

気，仕事上のストレス，あるいはバーンアウト（燃え尽き）を理由とする欠勤の防止である。「バーンアウトしないよう注意しなさい！」。従業員はそう言われた。そして組織は，病気を減らすことに専念したのである。もちろん，問題を防止し，それらに対処することは重要である。とりわけ，これらの問題が雇用主であるあなた自身の健康，もしくは従業員の健康に関連がある場合はそうである。

　それでもやはり，ポジティブな側面に焦点を置くほうがよい。仕事のネガティブな側面に焦点を置くよりも，ポジティブな側面に焦点を置いたほうが，ずっと多くのエネルギーを得られるからである。たとえば，従業員の長所に働きかける経営者は，そうでない経営者と比べ，ほぼ2倍に効果的であることが実証研究から明らかにされている。チームもまた，そのメンバーの性質をよりうまく活かしているときに，より効果的となるのである。このことは，自動車製造工場における，ある研究から明らかである。その研究では，様々なチームのメンバーの長所を，質問票を用いて同定した。その後，これらのチームのうち2つのチームでは，すべての人が，自分が得意とすることを行えるように仕事を再分割した。それから6カ月後，これらの2つのチームでは生産性が50％上昇したのに対し，仕事を再分割しなかった他のチームでは何も変化がなかったのである。

　本書では，ワーク・エンゲイジメントとはまさしく何であるかを説明する。また，自分が仕事にエンゲイジするためにはどうすればよいのか，従業員がエンゲイジするために組織はどのように

支援していったらよいのかについても説明するつもりである。本書を紐解くことで，みなさんがよりいっそう仕事にエンゲイジできるようになることを，私たちは願っている。

もくじ

訳者まえがき　iii
序　文　xi

第1章　ワーク・エンゲイジメント──ワーク・エンゲイジメントとは何か，どのように認識すればよいのか？......... 1

1.1　ワーク・エンゲイジメントとはまさに何か？　2
　「本当は，自分の仕事から何かを生み出したいのです」　5
　「毎日が学習」　6
1.2　インスピレーションを抱いて仕事に行く　8
1.3　原因を気にしすぎる　12
　仕事中毒者の告白　13
　自己テスト：私は仕事中毒なのでしょうか？　18
1.4　情熱が欠けているとき　22
　「お昼にはもう，私のメールの受信箱は空っぽです」　23
　自己テスト：あなたは職場で退屈していますか？　27
1.5　仕事経験の総合的理解　29
　自己テスト：私は仕事にどれほどエンゲイジしているだろうか？　31
1.6　最もエンゲイジしているのは誰か　34

第2章　ワーク・エンゲイジメントはどのように作用するのか 39

2.1　ワーク・エンゲイジメントの規定要因　40
　仕事の要求度　40
　仕事の資源　41
　仕事の資源と仕事の要求度との関係　44

2.2 ワーク・エンゲイジメントの結果 *46*

　　もっと生産的に，もっと楽しく *46*
　　エンゲイジしているというのは，どのような状態か？ *50*

2.3 JD-R モデル *54*

第3章　ワーク・エンゲイジメント向上のために従業員にできること …… *57*

3.1 従業員への提案 *58*

　　提案1：ストレスの原因について話してみよう *58*
　　提案2：自分自身の意見を表明しよう *63*
　　提案3：自分のレジリエンスを向上させよう *70*
　　提案4：自分の仕事の価値を発見し，追求しよう *75*
　　提案5：お互いに助け合い，認め合おう *80*
　　提案6：自分の仕事を別の見方でとらえる *90*
　　提案7：手放し，忘れる *93*
　　提案8：良い知らせを共有し，祝う *98*

3.2 上司にできること *100*

第4章　ワーク・エンゲイジメント向上のために組織にできること …… *103*

4.1 組織への提案 *103*

　　提案1：JD-R モニターを使用したフィードバック *104*
　　提案2：従業員に個人的フィードバックを与える *107*
　　提案3：啓発面接を行おう *111*
　　提案4：職務の変更 *112*
　　提案5：従業員の話に耳を傾ける *114*
　　提案6：変革型リーダーシップの勧め *117*
　　提案7：従業員の訓練 *119*
　　提案8：チームメンバーの結束の強化 *124*

4.2 従業員は何をすべきか *125*

第5章 ポジティブならせん ……………………… 129
  5.1 ひたすら向上へ…… 129
  5.2 情動の伝播 132
    やりがい 136

付録1 JD-R モニター ……………………………… 137
  アクション・プラン　JD-R モニター 137

付録2 日本における活性化対策の好事例 ……………… 145
  事例1：JUKI 株式会社における活性化対策 145
  事例2：富士通株式会社における活性化対策 149

  文　献 157

第1章

ワーク・エンゲイジメント
ワーク・エンゲイジメントとは何か，
どのように認識すればよいのか？

　働くということは，生活の一部である。人は生活を営んでいかなければならない。しかし，働くというのは，単にお金を得るというだけのものではない。働くことは，喜びと満足の源にもなり得る。働くことは，目的と活力を与えてくれる。働くことを通して，新しいことを学ぶことができるのだ。そして，他の人たちと一緒に働けば，それは帰属意識を与えてもくれるだろう。働くことで，これらの利点をもち得るだけではなく，もつべきなのだ。特に，今や私たちのすべてがより長い年月働かなくてはならないことを考えると，どうせなら自分の仕事を楽しんだほうがよいだろう。情熱をもって働くことは──それが，私たちの意味することであることから──「ワーク・エンゲイジメント」とも呼ばれる。エンゲイジしている従業員は，自分の仕事から満足感を得ており，精力的で，献身的に打ち込んでいるように感じられる。彼らは，自らの仕事に完全に没頭している。忙しいと，時間は飛ぶように過ぎ，一日は瞬く間に終わってしまう。

ワーク・エンゲイジメントは，仕事中毒とは異なる。仕事中毒者——ワーカホリックとも呼ばれる——は，仕事以外にほとんど社会生活をもたず，抑えがたいほどに仕事をする必要性を感じる。働かなくてはならない，というように。彼らは，他に何をしたらよいのかわからないのである。これは，仕事にエンゲイジする人たちには当てはまらない。彼らが一生懸命働くのは，彼らがそれを楽しんでいるからであり，そうせずにはいられない内的衝動に駆られてのことではない。エンゲイジしている人は，単に楽しい気分で仕事をしているだけではない。彼らは生産的でもある。エンゲイジしている従業員や彼らが所属する部門は，業績が良く，高い収益をあげることが，実証研究から明らかにされている。このように，仕事にエンゲイジするというのは，単に従業員にとってだけでなく，彼らの上司や組織全体にとっても，優先順位の上位に位置づけられるべきことなのである。従業員が仕事にエンゲイジすると，全員が利益を得ることになるのだ。

1.1 ワーク・エンゲイジメントとはまさに何か？

この節では，エンゲイジしている従業員の特徴について取り上げることにしよう。ワーク・エンゲイジメントとは，まさにどういうことなのだろうか？ どのようなとき，人はエンゲイジしていると言い，どのようなときはそうでないのだろうか？ ワーク・エンゲイジメントがどのような形で現れるのか，その「徴候」を認識することは重要である。エンゲイジしている人は，自

分がいつエンゲイジしているか、きちんと認識している。すなわち、仕事にエンゲイジしているときは、正しいやり方を見出し、やる気を起こさせる活動を実行して、自分と会社にとって利益になるようなやり方で仕事をしているのだ。自分がエンゲイジしていないことを自覚することは、その同僚や部下にとって重要であるのと同じくらい、自分自身にとっても重要である。なぜなら、そのような場合には、それこそ自分を、またはそのような他の人たちを、もう一度鼓舞し、やる気を起こさせる行動を起こす時期だからである。

ワーク・エンゲイジメントを認識するためには、まずそれを分析する必要がある。そうすれば、ワーク・エンゲイジメントが3つの側面から成ることがわかるだろう。

- **活力（Vigor）**：エンゲイジしている人は、仕事の最中、エネルギッシュで、力がみなぎり、活気に満ちていると感じる。自信をもち、パンチを効かせることができ、そう易々とへこたれはしない。
- **熱意（Dedication）**：エンゲイジしている従業員は、仕事との間に絆を感じ、仕事に熱中している。彼らは、職場で起こることに対して実際、無関心ではない。自らの職務に意義を見出し、仕事に誇りをもっている。
- **没頭（Absorption）**：エンゲイジしている人たちは、自分の仕事に完全に熱中している。いわば、仕事に引き込まれているか、没頭しているのである。集中し、仕事にやりがいを見出

し，自分がすることに喜びを感じる。そして働いているとき，しばしば時間を忘れてしまうのである。

自分自身と他者をテストする

あなたのワーク・エンゲイジメントのレベルとそれに関連する精神状態を評価するために，本章では2，3のテストを紹介しています。あなた自身のためだけでなく，他の人のために，あなたがこれらのテストに記入することもできます。また，誰かに，あなたに代わって記入してくれるよう頼んでもかまいません。人は，しばしば歪曲した自己像を抱いていることが研究によって明らかにされています。たとえば，人はしばしば，他人よりも自分のほうがよくやっていると考えがちです。自分は他の人たちよりも一生懸命に働いている，愛想もいい，忍耐力だってある，それに意欲的である，というのです。このような現象は，「錯覚による優越性（illusionary superiority）」と呼ばれます。「錯覚」という言葉は，すべての人が大方の人よりも優れていることはあり得ないという，統計的に不可能な事実に言及しています。要するに，私たちは歪んだ自己像を抱いていることが多いことから，誰か他の人に，あなたについてのテストに記入してもらうことが役に立つのです。もちろん，他の人が外からあなたの頭の中を覗くことはできませんが，他の人に記入してもらうことで，あなたが他の人たちにどのように理解されているかについて，実際，有益な情報を得ることができます。したがって，外部の視点から見ることは，より客観的で，正確に物事をとらえるうえで役に立つのです。本章ではこれからいくつかのテストに記入していきますが，これら

> は，根拠もなくでっちあげられたものではありません。徹底した科学的研究の成果であり，信頼し得る確実なテストです。その結果は，真剣に受けとめることができるものです。

「本当は，自分の仕事から何かを生み出したいのです」

エリーは，秘書としての教育を受けた後，いくつかの事務職でとても楽しく，献身的に働いた。子どもができたときに仕事は辞めたものの，以来，ボランティア活動で忙しく過ごしてきた。現在彼女は，彼女の子どもたちの学校で，語り手兼コンピュータ助手をしている。加えて，地域のボランティアとして，学校の長老評議会の会計係として，また社会文化活動協会の委員会メンバーとして，活動的に過ごしている。エリーはエネルギッシュな女性で，じっと座っていることができない。他の人たちのために何かをするのが好きである。

半年前，彼女は再び働き始め，健康ケアセンターで有給の仕事に就いた。この仕事で，彼女は大いにイニシアチブを発揮している。当初，彼女の仕事は，記録文書が乱雑に取り散らかっていれば，それをきれいに整理することだけだった。しかし，まもなく彼女は，自分の上司に，誰もがファイルをもっとうまく検索できるよう，まったく新しい記録文書を作り上げることを提案した。そのイニシアチブが高く評価され，そのことがエリーの仕事に対する熱意を押し上げることになった。彼女は大いに評価され，それにより，まもなく秘書として定年まで働ける権利を提供され

た。彼女はそれを二つ返事で承諾した。そこでの彼女の多大な献身ぶりと活躍は高く評価された。秘書としての自らの仕事に加え，午後の空き時間に，エリーは年配の女性の自宅を掃除した。その女性がこれまで正式に契約していた在宅介護がキャンセルされたからだった。エリーの本来の業務は，在宅介護の手配の支払いを管理することだけであり，身の回りの世話などは含まれていなかったのである。彼女のポジティブな姿勢により，秘書としての彼女の仕事は，時間が経つにつれてますます中身の濃いものとなっていった。当初，彼女の仕事は，会議でメモを取ることや簿記が大部分を占めていたが，今では，高齢者のための活動を組織する手助けもしている。彼女の仕事は多岐にわたるが，それこそまさにエリーが好むことである。彼女は，これらのことすべてにやりがいを感じるのである。また，彼女の貢献と熱意のおかげで，職場の雰囲気は，スタッフの間でも，また高齢者の間でも，非常に良好である。エリーは常に人の話に耳を傾け，温かい言葉をかけている。彼女は，人を助けなくては，という強い思いを抱いている。それゆえ職場でも，また職場以外の場でも，大いに認められ，賞賛を得ている。

「毎日が学習」

ハンスは60歳で，古くから続く家族所有の会社を経営している。彼の会社は建設産業に窓を納入している。彼の仕事は注文を確保することであり，実際の仕事は他の人たちがしている。ハンスを突き動かしているものは，彼の専門性である。「私は専門バ

カなのですよ」。彼は，時おり言う。「私は建設の新しい法令と規定に完全に没頭しています。私が営業で成功しているのも，そのおかげでしょうね。多くの人は，これらの法令や規定を甘く見ているんですよ。だから多くの間違いが起こるのです。私は常に細心の注意を払い，他の者たちを指導しています。私は会社全体のために質問箱を用意しています。そういうことですから，私なりに，水を得た魚のように感じるのです」

ハンスは，自分が働きすぎだとは考えていない。少なくとも，ハンスにとってはそのような気はしないのである。彼には多くの自由があり，彼はそれを享受している。「もし私が週末にしばらく留守にする場合は，金曜日の午前11時に出かけてしまっているでしょう。誰もそのことについて尋ねる人はいません。私は，予定表にその旨を記しておくだけです。そうすれば，私がその日の残りを休みに充てていることが誰でもわかりますからね」。ハンスは，自分の同僚に対してあれこれと多くの要求を出す一方で，彼らの個性を考慮してもいる。「うちの会社に会計を担当している者がいるのですが，彼は2つのことを同時にすることができません。だから私は，彼にそうすることは求めません。でないと，彼がストレスを感じることになるからです」。ハンスは人を指導することも好きで，その結果を楽しんでいる。「学びたいと望む者たちは向上します。彼らは成長するのです。そしてそのことが，今度は私に新たな活力をくれるのです」

しかし，ハンスにとって生活の何もかもが仕事に関連しているわけではない。彼はサッカーの審判員の訓練にも正式に関わっ

ている。土曜日でさえ，彼は朝早く起き，近くのサッカー場に行く。加えて，彼は週末には50キロから100キロの距離を，友人と一緒に自転車に乗って出かけて行く。彼は，退職後，彼の同僚の多くと同じように，自分もブラックホールに陥るのではないかと恐れている。彼には趣味があることから，そのようなことにはならないであろう。とはいえ，今のところ彼はまだ仕事をしており，日々学んでいる。

1.2　インスピレーションを抱いて仕事に行く

　エリーやハンスのように仕事にエンゲイジしている人たちは超人のように思われるかもしれないが，そうではない。エンゲイジしている人たちでさえ，時には仕事にうんざりすることもある。夕方帰宅したときに，疲れを感じることもある。しかし，忙しい一日の後に彼らが感じる疲労は，嫌な感じではない。なぜなら，それは満足感と無縁ではないからである。エンゲイジしている人が一日の終わりに疲れているのは，彼らが，有意義で，楽しく，価値のあることをしたからである。これは，職場での対立のために奮闘しなければならなかったり，すっかり消耗していたりするために疲労を感じるのとは異なる。しかも，仕事にエンゲイジする人たちの疲れは，一晩ぐっすり眠れば，あるいはいくらかリラックスすれば消えてしまうのである。

　そのような意味で，ワーク・エンゲイジメントはバーンアウトとは対極にあるものとみなせるだろう。バーンアウトした人

は，精力的である代わりに，消耗している。仕事に傾倒する代わりに，仕事から感情的にも，精神的にも隔たりを感じることが多い。彼らは，自分の仕事に専念していないのである。実際，彼らは，自分の仕事や同僚たちに対して冷ややかになり，自ら相手と距離を置くことがよくある。バーンアウトした人がこのような態度をとるのは，彼らが悪い人間だからではない。自己防衛のためである。彼らは，仕事のせいで消耗している。そのため，仕事にこれ以上エネルギーを費やさないようにするために，必要なことは何でもするのだ。残念ながら，これはたいていうまくいかない。それどころか，冷ややかで距離を置くような態度をとっていると，多くの場合，職場で（さらなる）問題を引き起こすことになり，消耗感，ストレス，疲労感がますます大きくなるだろう。医師が患者に非人間的なよそよそしい態度で接すると，医師と患者との関係が悪化することが実証研究から明らかになっている。そして今度は，このような好ましくない関係が医師のバーンアウトを増大させ，こうして悪循環を招くことになるのである。

　バーンアウトと職業性の疲労については，これまでも多くの書籍に記されてきた。したがって，本書ではこれらの問題に深入りするつもりはない。これらの問題については，ワーク・エンゲイジメントとの異同を明確にするためにだけ取り上げることにする。そのような文脈においては，ワーク・エンゲイジメントは，バーンアウトの対極にあるものと言えるかもしれない。あなた自身，あなたの同僚，もしくはあなたの部下がバーンアウトしているとしたら，ことはすでに十分すぎるほどに悪化してしまってい

る。有名なことわざにあるように,予防にまさる治療法はないのである。それでも,本書では,さらにもう一歩踏み込んだ議論を展開していきたい。

私たちは,ネガティブなことを防ぐだけでなく,従業員とその上司に,ポジティブなことを心に抱き,それを増やせるよう励ましたいと考えている。序文で述べたように,人がうまくできること,得意とすることに関心を払うほうが,はるかに楽しく,効果的である。なぜなら,それはその人の才能であり,また情熱を意味するからである。ストレス,イライラ,疲労困憊といったネガティブな問題に目くじらを立てるよりも,ポジティブな面に注目するほうがうまくいくだろう。さらに,自分の仕事や仕事の環境のポジティブな面を拡大することによって,仕事のストレスやバーンアウトといった悲劇はおのずから防げるのである。

ワーク・エンゲイジメントの利点とは何か？

ワーク・エンゲイジメントという概念は一種の流行だと思われるかもしれません。あるいはそうかもしれませんが,それは時間が教えてくれることでしょう。その一方で,ワーク・エンゲイジメントには,組織にとってはもちろんのこと,従業員にとっても大きな利点があることがわかっています。とりわけ,以下の点が研究から明らかにされています。

- エンゲイジしている従業員,およびエンゲイジしている従業員が働く部門は,業績が良い。エンゲイジしているホテルスタッフは,顧客に対してより親しみをもって接するため,そのこと

が顧客のホテルへのリピート率を高めることになる。ファーストフード店では，エンゲイジしている労働者の売上高は，エンゲイジしていない同僚よりも高い。
- 学業にエンゲイジしている学生は，エンゲイジしていない学生よりも成績が良い。
- エンゲイジしている従業員は，自分の組織に忠実である。彼らは，辞めようなどという気持ちにはならない。従業員がエンゲイジすると，実際の転職率は下がる。
- エンゲイジしている従業員は，上司や同僚のために自発的に仕事をするのをいとわない。彼らは「もう一頑張りする」のが好きなのである。彼らはその利他的な姿勢の結果として，他の人たちよりもより楽しく，やりがいのある仕事を手にすることが多い。
- エンゲイジしている経営者は，部下たちから，より優れた，より人をやる気にさせる指導者とみなされている。
- エンゲイジしている従業員は，仕事のミスが少なく，事故を起こすことも少ない。
- エンゲイジしている従業員は，自分の仕事をより楽しんでいる。彼らは，自分の仕事に満足し，「フロー」（仕事に完全に没頭し，その後，楽しいと受け止められることが多い状態）に入りやすい。
- エンゲイジしている従業員は，エンゲイジしていない従業員よりも上司からポジティブに評価される。
- エンゲイジしている従業員は，健康状態も良い。彼らは，心身の不調を訴えることが少なく，ストレスに打たれ強く，陽気である。

> 流行であろうとなかろうと、ワーク・エンゲイジメントを真剣にとらえ、それに留意することで、従業員として、また組織として、より良い状態になるのです。

1.3 原因を気にしすぎる

　なかには、エンゲイジしている人たちのことを仕事中毒にかかっているか、さもなければ仕事に打ち込むあまり結婚生活をないがしろにし、一晩中職場で過ごしている人、と考える人たちもいる。仕事中毒とワーク・エンゲイジメントとの大きな違いは、非常に懸命に働くことではなく、懸命に働こうとする動機にある。エンゲイジしている従業員が一生懸命に働くのは、働くことが楽しいからであり、そこに意味を見出すからである。彼らはポジティブな動機に突き動かされているのである。とはいえ、エンゲイジしている人たちは、自分の自由な時間も、他者との関係も尊重する。どれほど仕事を楽しもうとも、彼らは自分の私生活、趣味、友情、家庭生活にも投資を惜しまない。ハンスのようにである。

　トニー（以下で紹介）のような、仕事に依存している仕事中毒者の場合はそうではない。彼らにとって、自由時間はさほど重要なものではない。仕事中毒者が懸命に働くのは、強迫的になっているからである。彼らは、働かなくてはと心の中で感じている。もはや働きたいという問題ではなく、「働かなくては」という問

題なのである。たとえ一日の仕事が終わっても，体調が悪く気分が優れなかったとしても，あるいは休日だったとしても，働き続けるよう彼らを突き動かしているものは，抑えがたい内的な力である。彼らは働いていないと罪悪感に駆られる。自分が役立たずに感じられ，そわそわして気が休まらず，緊張を感じるのである。このような不快な気分や思考を回避するために，仕事中毒者は働き続ける。私たちがネガティブな動機について，すなわち，嫌な，惨めな気分を味わわないように働き続けるよう駆り立てる強迫的な動機について語るのも，だからである。別の言い方をするなら，エンゲイジしている従業員は，（その楽しさゆえに）自分の仕事に惹きつけられているのに対し，仕事中毒者は，（強迫的な動機を抑えられないために）仕事へ押しやられていると言えるだろう。

仕事中毒者の告白

　2, 3週間前のある日曜日，私は，あるプロジェクトに取り組むために仕事のパートナーと一緒にフロリダへと飛行機で向かいました。そのプロジェクトで私たちは，ストレスによりうまく対処する方法をビジネスパーソンに教えようとしたのです。私たちはその夜，遅くまで仕事に取り組み，月曜日の早朝，また仕事に戻りました。午後2時までかなり懸命に働いた後，ニューヨークへ飛行機で戻りました。飛行機の中でも，私は一度も顔を上げることなく，コンピュータで仕事をしていました。空港から自宅へ向かう途中，車の中で電話を2, 3本かけました。自宅に戻り，

娘にキスをすると，2階へ駆け上がりました。どっさりたまったメールのすべてに返信するためです。午後6時，私は服を着替えると，車に飛び乗り，重要な仕事上の会食へと大急ぎで向かいました。この夕食会は午後10時まで続き，その後，私は仕事のパートナーへ電話をしました。仕事の現状について，最新の情報を伝えるためにです。

　私の知っているほとんどの仕事中毒者がそうなのですが，私もとっさに自分の行動を正当化します。実際，私はお金を儲けなければなりません。この時代，そのすさまじい競争が繰り広げられるなか，それは容易なことではありません。それ以上に，一生懸命働くことのいったい何が悪いというのでしょう。私は自分の仕事の質において妥協するつもりはありません。私は自分がすることを愛しています。ですから，それは仕事とは感じられません。正直言って，私は自分のすることで人々を助けられると信じています。コミットすることと中毒，情熱と強迫との間には違いがあります。私は酒を飲みませんし，クスリもやりません。煙草も吸いませんし，コーヒーさえ飲みません。しかし私は，仕事のことでは強迫的で，衝動的です。朝も日中も，そして夜遅くまで，メールをチェックしています。運転中に電話をかけ，空港へも，休暇中も，コンピュータ持参です。仕事のことを考えていると，真夜中に目が覚めてしまいます。私は自分の家族を心から愛していますが，彼らと一緒にいるときよりも，仕事をしているときのほうが快適に感じるのです。（出典：「私の名前はトニー，私は仕事中毒者である」www.fastcompany.

com/articles/archive/workaholics.html)

　仕事中毒者は，自分のしていることが健康的でないことを自覚していることが多い。しかし彼らは，そのやかましい心の声を無視できないのであり，それが彼らを無理やり仕事へと追いやるのである。なぜ，仕事中毒者は働かなくてはならないのだろうか？　どうして仕事なしではいられないのだろうか？　それはある部分，パーソナリティの問題でもある。仕事中毒者は完璧主義者であることが多い。彼らは，物事を正しく行うだけではなく，「完全に」やりたいのである。それゆえ，彼らは物事を際限なく考え，なかなか仕事を人に任せることができない。いやしくも自分がやるかぎり，物事は必ず正しくなされる，と彼らは考える。仕事中毒者は非常に生産的であると往々にして考えられがちである（仮にも，彼らはよく働くからであろう）。しかし，実際にはそうでないことが多いのである。

　とはいえ，必ずしもすべての完璧主義者が仕事中毒であるわけではない。ありがたいことに，完璧主義というのは，それ自体は悪いことではないからである。完璧主義であれば，必ずや手抜かりなく仕事をし，細部にも注意を払うであろう。元来，完璧主義者を仕事中毒にさせる引き金は，仕事の環境にある。それゆえ仕事中毒は，ある種の労働条件の下で爆発する爆弾とみなすこともできるだろう。あなたがベルトコンベアの前で，一日中，ボトルにキャップを締める仕事をしているとしたら，たとえそうなりやすいパーソナリティであるとしても，あなたは仕事中毒にはならないだろう。決まった時間の間だけボトルにキャップを締め

ればよいので、自由時間にまで仕事のことを考えることはほとんどないのではないだろうか。しかし、たとえば、もしあなたが名声を与えてくれるような仕事に就いているとしたら、話は違ってくる。そのような場合、人は仕事中毒になりかねない。あなたの業績ゆえに注目され、認められた場合、それが心の琴線に触れる可能性がある。人々が自分を評価し、尊重してくれているという気持ちをあなたに与えてくれる可能性があるのである。暫定的な数字ではあるが、オランダの労働人口の約15%に仕事中毒の可能性があることがわかっている。もちろん、職種や業種によっても違いはある。たとえば、企業家は最上位を占め、30%が仕事中毒者である。管理職や（トニーのような）コンサルタントの中にも仕事中毒者は非常に多く存在し、その割合は約20%にのぼる。その一方で、看護師（7%）と医師（17%）とで大きな相違はあるものの、製造業や医療従事者における仕事中毒者の割合は10%以内である。

時間外労働

オランダには時間外労働が多く、しばしば無給である。以下にあげるのは、その悪名高い分野である。

- 教育
- 運輸、貯蔵、通信
- 農業
- サービス業
- 金融保険業

教育分野は，時間外労働の割合がずば抜けて高い。60％を超える教師が，たびたび時間外労働をしていると報告している。偶然の一致か，バーンアウトの有病率は教育分野で最も高いようだ。教師のおよそ14％がバーンアウトに苦しんでいるようである。対照的に，仕事中毒は教育分野でははるかに蔓延率が低い。教育者がバーンアウトするのは，懸命に働くよう駆り立てる内的な動機に彼らが苦しんでいるからではなく，仕事そのものが精神的に過酷だからである。言うまでもなく，教育は退屈ではない。自分の仕事を退屈で飽き飽きすると感じている教育者は，わずか２％にすぎない。

　それでも人は，自分の仕事に対して情熱をもちすぎるということはあり得ない。どれほどエンゲイジしようと，しすぎることは決してないのである。しかし，仕事中毒に典型的に見られるように，過度に働かなくてはという内的衝動に駆られる可能性はある。ワーク・エンゲイジメントはそのとき仕事中毒に変わるかもしれない。そうなると，「仕事をしたい」は「仕事をしなければならない」に変わるのである。

自己テスト：私は仕事中毒なのでしょうか？

各記述について，あなたに最も当てはまるものを選んでください。あなたの考えを最もよく表している数字を○で囲みます。

このテストは，他の人の様子を，あなたが代わりに記入することもできます。その場合は，各記述がその人にどの程度当てはまると思うかを判断してください。

テスト結果

次に，以下のことを行ってください。

Ｅと記された質問（過剰労働）とＣと記された質問（強迫的労働）で選んだ数字をそれぞれ別々に足していきます。これで２つのスコアが出ます。あなたのスコアに関連する以下の記述を読んでください。

<u>質問Ｅで７点以下，質問Ｃで７点以下：</u>

あなたは異常なほど熱心に働くということもなく（低Ｅスコア），また強迫的に働いているわけでもありません（低Ｃスコア）。これは，あなたが仕事中毒ではないことを意味しています。あなたは，仕事よりもそれ以外のこと——自由時間，人間関係——をずっと重要に感じています。たぶんあなたは，実際に自分の仕事を楽しんでいるのでしょう。（分類1）

仕事とウェルビーイング（満足度）に関する調査（DUWAS）©

次の10の質問文は，仕事に関してどう感じているかを記述したものです。各文をよく読んで，あなたが仕事に関して，今までそのように感じたことがどのくらいあるかを判断してください。各文について，あなたが感じている頻度に最も合う選択肢に○をつけてください。例えば，そのように感じたことがまったくない，あるいはほとんどない場合は"1"に，いつもある，あるいはほぼいつもある場合は"4"に○をつけてください。

(ほとんど) 感じない	時々感じる	しばしば感じる	(ほとんど) いつも感じる
1	2	3	4

1	急いでいて，時間と競争しているようだと感じる（E）	1	2	3	4
2	同僚が仕事を切り上げた後にも自分が働き続けているのに気づく（E）	1	2	3	4
3	私にとって重要なのは，やっていることが面白くないときでも一生懸命に働くことだ（C）	1	2	3	4
4	常に忙しく，一度に多くの仕事に手を出している（E）	1	2	3	4
5	一生懸命働くように自分を駆り立てている何かを，自分の中に感じることがある（C）	1	2	3	4
6	友人と会ったり趣味や余暇活動に費やす時間よりも，仕事に費やす時間の方が多い（E）	1	2	3	4
7	楽しくないときでさえ，一生懸命働くことが義務だと感じる（C）	1	2	3	4
8	電話で話しながら，昼食をとり，メモをするというように，同時に2つや3つのことをしていることに気づく（E）	1	2	3	4
9	仕事を休んでいる時間は，罪悪感を覚える（C）	1	2	3	4
10	仕事をしていないときはリラックスするのが難しい（C）	1	2	3	4

E＝働き過ぎ（Working excessively）；C＝強迫的な働き方（Working compulsively）

© Wilmar Schaufeli and Toon Taris (2004)

注）日本語版 DUWAS の詳細な情報は，Schaufeli, Shimazu, & Taris (2009) を参照ください。

<u>質問Eで7点以下，質問Cは8点〜11点</u>：

あなたは異常なほど熱心に働くというわけではなく（低Eスコア），必要以上には働きません。実際，あなたが感じている仕事をする必要性は，人並みです（平均的Cスコア）。これは，あなたが仕事中毒ではないことを意味しています。(分類2)

<u>質問Eで7点以下，質問Cで12点以上</u>：

あなたは強迫的に働いているようです（高Cスコア）。仕事からなかなか気持ちをそらすことができません。しかし，必要以上に働かないところからみて，あなたは働く必要性をコントロールしていると言えるでしょう（低Eスコア）。(分類3)

<u>質問Eで8〜14点，質問Cで7点以下</u>：

あなたは仕事中毒ではありません。気持ちをリラックスさせながら，自分の仕事に時間とエネルギーを注いでいます。(分類4)

<u>質問Eで8〜14点，質問Cで8〜11点</u>：

あなたは仕事中毒ではありません。他の大方の人たちと同様に，自分の仕事に時間とエネルギーを注ぎます（平均的Eスコア）。仕事をする必要性を感じていますが，強制されている感じはありません（平均的Cスコア）。(分類5)

<u>質問Eで8〜14点，質問Cで12点以上</u>：

仕事中毒にならないよう気をつけてください。あなたは仕事を

多くしすぎているわけではありませんが（平均的Eスコア），仕事へと駆り立てる強い内的な動機を感じています（高Cスコア）。なかなかうまく仕事から離れられないのです。（分類6）

質問Eで15点以上，質問Cで7点以下：
あなたは仕事中毒ではありません。自分の仕事に多くの時間とエネルギーを注ぎます（高Eスコア）。しかし，気持ちをリラックスさせながら仕事をしています（低Cスコア）。あなたは仕事にエンゲイジしていると考えられるでしょう。（分類7）

質問Eで15点以上，質問Cで8〜11点：
仕事中毒にならないよう気をつけてください。あなたは自分の仕事に多くの時間とエネルギーを注ぎます（高Eスコア）。また，仕事をする必要性を平均的に感じています（平均的Cスコア）。仕事を「しなければならない」状態へと自分自身を追いこまないよう気をつけてください。（分類8）

質問Eで15点以上，質問Cで12点以上：
あなたは仕事中毒です。自分の仕事に多くの時間とエネルギーを注ぎます（高Eスコア）。仕事へと駆り立てる強い内的な動機によってそうするのです（高Cスコア）。あなたは仕事へと自分自身を追いこんでいます。（分類9）

1.4 情熱が欠けているとき

　一方で，まったくと言っていいほど仕事に対する熱意を感じていない人たちもいる。彼らは仕事にエンゲイジしていないし，絶対に仕事中毒でもない。なかには，やっていても楽しくない仕事を実際にしていて，退屈で，自分を不幸に感じている人もいる。仕事は永遠に続くように思われ，休憩時間と休憩時間の間をなんとかやり過ごしている。仕事にやりがいを感じることもない。どうして彼らは退屈な仕事に就いているのだろうと不思議に思う人も当然いるだろう。これにはさまざまな理由が考えられる。なかには，自分の仕事に捕らえられ，身動きできなくなっている人もいるだろう。おそらく仕事がまったくないか，あるいは十分な教育を受けていないからであろうが，そのような人は，自分にはもっと良い仕事など見つからないと信じきっている。また，もともとは彼らも，自分の仕事をやりがいのある，満足のいくものと感じていたのであるが，今ではそう思えなくなってしまったということもあるだろう。何かが彼ら自身の中で，あるいは仕事において変わってしまい，そのせいで彼らは職場で楽しむことができなくなってしまったのである。たとえば，親切な同僚が辞職してしまったのかもしれないし，仕事そのものが徐々にお決まりの作業と化してしまったか，退屈なものになってしまったのかもしれない。あるいは，未知のものを恐れているということもある。たとえこの仕事が楽しくないとしても，少なくとも自分が何を抱え

ているかはわかっている。そのような場合，従業員は，週末になるまで，休暇で出かけられるようになるまで，あるいは最終的に退職するまで，「自分の時間を捧げる」ことができるのである。

「お昼にはもう，私のメールの受信箱は空っぽです」

ヘンクは現在48歳で，18年間にわたって警察官として勤務してきた。「幼かった頃から，私はすでに警察官になりたいと思っていました。警察官がかっこよく思えたのです」。とうとう彼は，技術警察部門に配属となった。それは，ヘンクにとって夢の仕事だった。同僚と一緒に戸外の路上で時間を過ごすのである。「常に冒険です。まさにそのど真ん中にいたんですよ」。ヘンクは言う。それこそ，ヘンクが幼かった頃，警察に入れば見つけられると期待していた興奮だった。彼はまた，「機械いじり」が好きだったのだが，それを仕事で実践することもできた。たとえば，混雑するエリアで聞き取り捜査をするには，しばしば，巧妙な装置を作る必要があった。

「あなたは小さなマイクをいじくりまわして日々を過ごしていたんでしょう。そりゃもちろん，いざ，その瞬間が来れば，わくわくしたでしょうけど。本当にすべてが仕事だったのかしら？」。このように，不規則な勤務時間は彼に決まった恋人ができたときに不利になった。といっても，それはヘンク自身にとってというよりも，彼のパートナーにとってそうだった。「納屋のどこかに座って，何かが起こるのを待つために朝早く起きるということには，どこか特別なものがあるのです」。ヘンクはそう言う。

しかし残念ながら，その興奮と冒険は2年前に突如打ち切りになった。警察が再編成され，ヘンクは異動になり，計画部門でデスクワークに就くことになったのである。彼はこれに同意しなかったが，彼の抵抗は無駄に終わった。事務職は彼の得意とすることではなかった。しかも，ヘンクには新しい職場ですることが十分にないのである。その違いはこの上なく大きいものだった。現在の職場で，ヘンクはほぼ9時から5時まで働く。手作業など問題外である。今，彼は一日中コンピュータに向かって過ごす。プランニングとロジスティクスの管理をし，変更の処理をしなければならない。これではまったくヘンクらしくない。「同僚が病気になると，私は嬉しいのです。だって，自分がすることが増えますからね」。時間は非常にゆっくりと過ぎていく。一日はいつまで経っても終わりそうにない。彼のメールの受信箱は正午になっても空っぽのことが多い。そのため彼は，オンラインで休日の計画を立てたり，フェイスブックを更新したり，友人と少しチャットをしたりすることに救いを求める。「でも，夢中にならないよう気をつけなければなりません」。ヘンクは何もしないことに飽き飽きし——不機嫌にもなっている。

　職場で退屈し，それを変えるために何もしないヘンクのような人たちは，退屈な気分を自ら強化してしまっているのかもしれない。彼らは，もはや自分の仕事にやりがいを探し求めない。新しいことを学んだり，仕事の質を改善することにも興味がないのである。彼らの仕事は退屈であり，このことがますます彼らを退屈な気分にさせる。彼らは悪循環に陥っているのである。ありがた

いことに，職場で暇を持てあますというのはそうそう頻繁にあることではない。研究によると，職場の97％の人々は，退屈に感じたことなど一度もないか，めったにないことがわかっている。頻繁に退屈に感じているのは，ごくわずかな人たちに限られている。多くの人たちがその影響を被っているわけではないようだが，退屈は，それに苦しんでいる人たちにとっては深刻な問題である。それ以上に，退屈している従業員の周囲にいる他の人たちにとって，それは気持ちの良いものではない。

　私たちの多くは，退屈に感じている人，あるいはやる気を失っている人を誰かしら知っているものである。あなた自身がそのような姿勢でない場合，このような人物は，あなたにとってさぞかし煩わしく感じられることだろう。彼らは十分に努力せず，すべてを持てあましているように見えるのではないだろうか。このような人物は，働かない代わりに，同僚に話しかけたり，夕食のレシピを探してネットサーフィンをしている。蹴飛ばしてやろうか，起こしてやろうかといった衝動にあなたは駆られるかもしれない。一方，相手は，おそらくあなたのことを非常に神経質か，ストレスを抱えているか，さもなければなんと出しゃばりな人なんだろう，と受けとっているだろう。あなたが実際，何かを起こし，そうして自分の目標を達成したがっているからである。これは，両者の間に共通点がなく，たちまち収拾がつかなくなってしまうことを意味している。

　もちろん，退屈している従業員の必ずしもすべてがやる気を失っているわけではない。退屈しているけれども，それを変えた

いと思っている従業員もいる。彼らはただ，その状態をどうしたらよいのかわからないのである。雇用主にとって，これは絶好の機会である。なぜなら，このタイプの従業員は有意義な仕事をしたいと願っているからである。適切な手段があれば，このような従業員は自分の退屈な思いを克服し，仕事にエンゲイジするようになるかもしれない。一方，退屈しながらも，「私は自分の時間を捧げます」モードに自分を封じ込めてきた従業員でも，仕事にエンゲイジしていた当初の自分をいくらかでも取り戻す可能性がある。ひょっとしたら，これらの従業員は，即座に現状を変えることには関心がないかもしれないが，しかるべき時が来れば，関心を示すようになるだろう。ある種の障害を乗り越えるために，彼らには助けが必要である。退屈しているどのようなタイプの従業員であれ，本書は，自分の仕事における価値あるもの——そして，どのようにして職場でエンゲイジしたらよいか——を再発見するための手がかりを提供する。

自己テスト:あなたは職場で退屈していますか?

各記述について,あなたに最も当てはまるものを選んでください。あなたの意見を最もよく表している数字を○で囲みます。

このテストは,他の人の様子を,あなたが代わりに記入することもできます。その場合は,各記述がその人にどの程度当てはまると思うかを判断してください。

		決してない	ときどき	頻繁に	よくある	いつも
1	職場で,時間が非常にゆっくりと過ぎていく	1	2	3	4	5
2	自分の仕事を退屈に感じる	1	2	3	4	5
3	職場で,あてもなく時間を過ごす	1	2	3	4	5
4	仕事をしていると気が休まらない気がする	1	2	3	4	5
5	勤務中に空想にふける	1	2	3	4	5
6	仕事をしていると,一日が永遠に終わらないように感じる	1	2	3	4	5
7	勤務中に違うことをする傾向がある	1	2	3	4	5
8	自分の業務には,することがあまりない	1	2	3	4	5

© Wilmar Schaufeli (2009)

テスト結果

各数字を足していき,あなたのスコアに関連のある以下の記述を読んでください。

12点未満：

あなたは職場でまったく退屈に感じていません。手ごたえを感じ，するべきこともたくさんあります。仕事にエンゲイジしていると言えるでしょう。

12点～14点：

大部分の人と同様に，あなたもときどき，職場で退屈に感じることがあります。幸いにも，それは「ときどき」です。

15点以上：

あなたは職場で退屈に感じており，それは他の人以上です。これにはさまざまな原因が考えられます。あなたの能力から考えてみて，おそらく仕事が物足りないのかもしれません。あるいは，単にするべきことが十分にないだけかもしれません。

1.5 仕事経験の総合的理解

読み進めるうちに，ワーク・エンゲイジメント，退屈，および仕事中毒が，ある意味，互いに関連し合っていることに気づくだろう。図1は，このことを明確に示している。

| ボアアウト | ← | 退 屈 | ← | エンゲイジメント | → | 仕事中毒 | → | バーンアウト |

図1 退屈，エンゲイジメント，仕事中毒

この図は，退屈している従業員も，仕事中毒の従業員と同様，ストレスを感じる危険な状態にあることを示している。彼らは結局，バーンアウトするか，さもなければボアアウトするかのいずれかになる可能性がある。いずれの場合でも，典型的な症状が認められる（表1を参照）。仕事のストレスが単に多すぎたり，仕事の過剰負担がストレスになると思われることはしばしばある。そして実際，慢性的な仕事のストレスがバーンアウトを導くことは確かである。しかし，仕事の負担が少なすぎても，たとえば退屈であったり簡単すぎたりする仕事もストレスとなり，やる気を失わせる結果になることがある。そして結局，疾病休業の原因となりかねない。慢性的な過小負担の結果として生じるストレスを，最近では「ボアアウト」と呼ぶ。それを何と呼ぶかに関わらず，職場で元気でいるためには，仕事が有意義で，仕事から喜びと適切な評価が得られること，そして手ごたえを感じられること

が必要である。心理学的に言えば、刺激をあまりにも多く感じすぎるのも、また感じすぎないのも有害なのである。

しかし、過剰負担（「バーンアウト」）は、過小負担（「ボアアウト」）とは異なることに着目することが重要である。以下の表1は、この点を具体的に示している。

表1

	バーンアウト	ボアアウト
症状	疲労と極度の消耗 仕事からの分離と皮肉な振る舞い 有能感の低下	退屈といらいら 無関心と無目的 不満
原因	過剰負担（てんてこまいで、仕事が多すぎる） 過剰な刺激	過小負担（仕事が退屈で、することがあまりにも少ない） 刺激の欠如
行動	退却（怠慢、孤立、一人でいることを求める）	刺激を求める（夢想、仕事中に違うことをする）

最後に、過小負担と過剰負担は、同時に起こる可能性もあることを加えておこう。たとえば、仕事はたくさんあるが（仕事のプレッシャーが大きい）、その仕事があまりにも退屈であったり、まったくやりがいがない場合である。ワーク・エンゲイジメントは、その中間のどこかに位置する。つまり、自分の仕事に熱心であり、そうすることが好きだから、仕事に熱心なのである。

自己テスト：私は仕事にどれほどエンゲイジしているだろうか？

各記述について，あなたに最も当てはまるものを選んでください。あなたの意見を最もよく表している数字を〇で囲みます。

このテストは，他の人の様子を，あなたが代わりに記入することもできます。その場合は，各記述がその人にどの程度当てはまると思うかを判断してください。

仕事に関する調査（UWES）©

次の9つの質問文は，仕事に関してどう感じているかを記述したものです。各文をよく読んで，あなたが仕事に関してそのように感じているかどうかを判断してください。そのように感じたことが一度もない場合は，0（ゼロ）を，感じたことがある場合はその頻度に当てはまる数字（1から6）を，質問文の左側の下線部に記入してください。

0	1	2	3	4	5	6
	ほとんど感じない	めったに感じない	時々感じる	よく感じる	とてもよく感じる	いつも感じる
全くない	1年に数回以下	1カ月に1回以下	1カ月に数回	1週間に1回	1週間に数回	毎日

1 ＿＿ 仕事をしていると，活力がみなぎるように感じる（活力1）

2 ＿＿ 職場では，元気が出て精力的になるように感じる（活力2）

3 ＿＿ 仕事に熱心である（熱意1）

4 ＿＿ 仕事は，私に活力を与えてくれる（熱意2）

5 ＿＿ 朝に目が覚めると，さあ仕事へ行こう，という気持ちになる（活力3）

6 ＿＿ 仕事に没頭しているとき，幸せだと感じる（没頭1）

7 ＿＿ 自分の仕事に誇りを感じる（熱意3）

8 ＿＿ 私は仕事にのめり込んでいる（没頭2）

9 ＿＿ 仕事をしていると，つい夢中になってしまう（没頭3）

© Schaufeli & Bakker (2003)

注）日本語版 UWES の詳細な情報は，Shimazu, Schaufeli, Kosugi et al. (2008) を参照ください。

テスト結果

各数字を足していき,あなたのスコアに関連のある下の記述を読んでください。

<u>27点以下</u>:

あなたのワーク・エンゲイジメントは,低いレベルにあります。あなたは自分の仕事をあまり楽しんではいません。仕事に関心がないのでしょう。もっと楽しい働き方をしたいと思うなら,このまま読み進めてください。第2章以降で,あなたがもっと仕事にエンゲイジできるようにする方法について,コツや秘訣を紹介します。

<u>28～35点</u>:

あなたのワーク・エンゲイジメントは,平均的なレベルです。すなわち,大方の人たちとほぼ同じであるということです。しかし,あなたが自分の仕事からもっと多くの楽しみや満足感を得ることは可能です。第2章以降で,その方法を紹介しています。

<u>36点以上</u>:

あなたは仕事にエンゲイジしています。あなたは熱心に,エネルギッシュに働いています。もちろん,課題は,いかにしてこのような働き方を保っていくかということです。第2章以降では,そのやり方や,他の人がより仕事にエンゲイジできるようにあなたに何ができるかを述べていきます。

表2　スコアの組み合わせ

	スコア（低）	スコア（平均的）	スコア（高）
エンゲイジメント	エンゲイジしていない	ワーク・エンゲイジメントで平均的スコア	エンゲイジしている
退　屈	退屈していない	退屈度が平均的スコア	退屈している
仕事中毒	仕事中毒ではない（分類1-4）*	仕事中毒度が平均的スコア（分類5, 7, 8）	仕事中毒である（分類6, 9）

＊これらの数字は，仕事中毒に関する18-21頁を参照。

　以上の3つのテストに回答したら，あなたは自分の仕事をどのように経験し，他の人に比べてどのように感じているかを総合的に把握できるだろう。表2は，3つのスコアがどのように結びつけられるのかを簡単にまとめたものである。

　「理想的な」仕事経験は，グレーの欄で示されている。仕事にエンゲイジし，退屈に感じていることも，仕事中毒になっていることもない，というのが理想であろう。しかし，エンゲイジしている従業員でも，時にはいささか退屈に感じたり，仕事中毒の気分になったりする可能性を完全に排除することはできない。従業員は，ある種の仕事には非常にエンゲイジするかもしれないが，退屈な仕事を任されることもある。また，仕事にエンゲイジしていた従業員が仕事中毒になりつつあるという，移行段階にある可能性もある。その結果，エンゲイジメントと平均的レベルの仕事中毒とが同時に生じることもある。たとえば，従業員が，自分の

仕事を楽しみ，一生懸命に働きたいと望むだけでなく，一生懸命に働かなくてはならないと感じ，そのせいで仕事以外の生活をないがしろにするとき，このようなことが起きる。第3章と第4章では，表のグレーの欄を目指して働くにはどうしたらよいかについて述べていく。

1.6 最もエンゲイジしているのは誰か

ワーク・エンゲイジメントに関して言えば，男性も女性も，ほぼ同じ程度にエンゲイジしている。図2を見ればわかるように，職種が異なると，従業員のエンゲイジメントのレベルも異なることが明らかである。

オランダ人従業員およそ4000人の代表サンプルを対象にした調査からは，興味深い結果が明らかになった（図2参照）。エンゲイジメント・スコアが最も高いのは，企業家，教師，芸術家，看護師，および管理職であり，それに次いで，販売外交員，トラック運転手，ケアの専門家，および建設作業員が高いスコアを示していた。なぜ，これらの職業の従業員がそれほど仕事にエンゲイジしているのかというのは，もちろん，興味深い疑問である。おそらくこれらの職業が，複雑で，やりがいのある仕事であり，自主性と自由裁量のレベルが高いことに特徴づけられるからであろう。また，これらの職種では，責任ある仕事が求められる。とりわけ医療，教育，経営管理においてはそうである。対照的に，小売業，印刷業，食品加工業の従業員といった，自主性

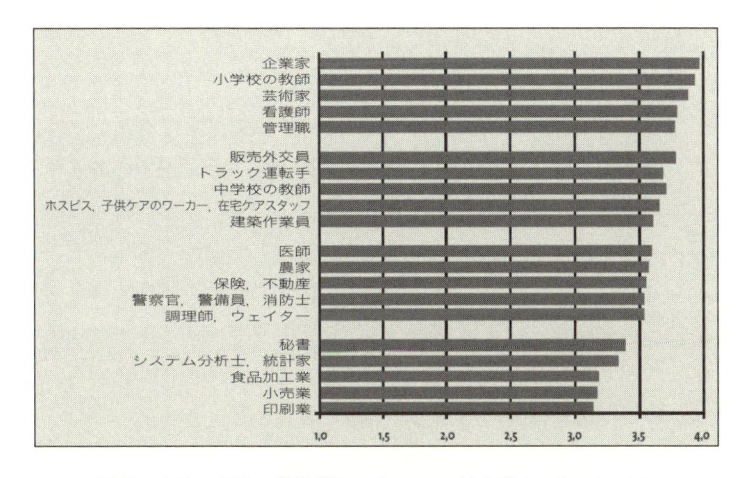

図2 オランダ人の職業別ワーク・エンゲイジメントのレベル
出典：Smulders, 2006

や自由裁量がほとんどなく，責任も低い職業に就いている従業員は，ワーク・エンゲイジメントのスコアが比較的低い。次章では，ワーク・エンゲイジメントに影響を及ぼす要因や，エンゲイジメント・レベルの職種差の原因となり得る要因について，より詳しく見ていく。

> **まだ回復したばかりなので……**
> バーンアウトに苦しみ，ちょうど回復したばかりという従業員の中で，仕事にエンゲイジしている人はごくわずかしかいない。彼らは情熱や動機，仕事への関わりを獲得する（取り戻す）必要がある。彼らがすぐに仕事にエンゲイジできるようにならないの

には，いくつかの理由が考えられる。

　第一に，従業員は（故意ではないにせよ）「分岐点に立っている」。おそらく彼らは，エンゲイジメントの炎が内側で再び燃えているのを感じているだろうが，それに応じて行動すると非常に多くのエネルギーを消費し，再びバーンアウトに陥る危険性が増すのではないかと恐れているのである。自己防衛のために，彼らは自らの仕事にエンゲイジするのにあまり乗り気ではない。そのため，仕事に一定の距離を置く。これらの従業員は，まずは仕事にエンゲイジすることへの恐怖を克服する必要がある。第3章では，そのためにはどうしたらよいかについて取り上げる。

　第二に，従業員は，移行段階にある可能性がある。彼らはバーンアウトによる消極性からは抜け出たかもしれないが，まだ自分が仕事にエンゲイジしている気持ちにはなっていない。そのように感じるためには，時間が必要なのである。第4章で論じることになる，あらゆる類の手段が役に立つかもしれない。

　職種や業種によってワーク・エンゲイジメントのレベルに相違があるだけではなく，年齢もまた，ある役割を担う。従業員の年齢が高ければ高いほど，その従業員は仕事によりエンゲイジする。人は歳をとるにつれ，自分が何をしたいのかをよりよく理解し，自分の希望に沿って仕事をよりうまく形成していけるようになることが多い。また，年齢が増すに従い，責任と自主性がより大きい，より興味のある仕事へとしばしば移っていく。そもそも比較的若い頃には，あまり楽しくない仕事や，退屈でさえある仕

事に「奮闘」しなければならないこともある。またこれも，ある役割を担っていると考えられる要因なのだが，人は歳をとると職業生活から退く。興味深い仕事，あるいは満足のいく仕事に就いていない人たちは，離職する可能性がより高い。それは，たとえば早期退職のためであったり，就業が不可能なこと（バーンアウト）が原因である。これは，選抜効果——いわゆる健康労働者効果——が作用していることを意味している。つまり，仕事を続けている年配の労働者は，健康で，仕事にエンゲイジしている可能性が高いのである。労働人口の高年齢化により，将来，これは変化する可能性がある。誰もがもっと長く働かなくてはならなくなるだろう——たとえば，67歳か，それよりもさらに長く。そのため，仕事を楽しんでいる人たちだけでなく，仕事を楽しんでいない人たちも働き続けることになる。だからこそ，ワーク・エンゲイジメントはとりわけ重要なものとなるのだ。つまり，仕事にエンゲイジしていると感じている人たちは，退職までより長く働く可能性が高い。一方，仕事にエンゲイジしていない人や，気が乗らないまましぶしぶ仕事に行っている人たちは，ストレスを感じたり，バーンアウトにさえ陥ったりする可能性が高い。人々に——早々に退職するのではなく——より長く働くよう求めるために，政策立案者や雇用主は，仕事にエンゲイジするよう促す何がしかの手段をとらざるを得なくなる。さもないと，疾病休業や就業不能を理由に多くの従業員が離職するというリスクを招くことになる。その一方で，退職年齢が上がると，従業員は，自分の将来について熟慮せざるを得なくなる。「私はこの仕事を退職まで

続けたいと思っているのだろうか？」「より長く働き続けなければならないとしたら，どのようにして仕事をやりがいのある満足のいくものにして，エンゲイジメントの向上につなげたらよいのだろうか？」

　従業員の16％が週に何度か，あるいは毎日，自分は仕事にエンゲイジしていると感じている。

第 2 章

ワーク・エンゲイジメントはどのように作用するのか

　ワーク・エンゲイジメントとは何であり，それをどう認識すべきかについては明らかになったであろう。次の段階は，私たちがどのようにして仕事にエンゲイジメントするようになるのかを理解することである。エンゲイジメントの規定要因と促進要因は何だろうか？　また，エンゲイジメントの阻害要因は何だろうか？　本章では，ワーク・エンゲイジメントが従業員自身にとって，さらにはその同僚および組織全体にとって，どのような結果をもたらすかについて詳しく見ていくことにする。

　想定される原因と結果を同定することは，非常に重要である。なぜならそれにより，自分自身はもちろんこと，他の人たちもより仕事にエンゲイジできるようになるための具体的な手がかりが得られるからである。どうすれば人はエンゲイジするようになり，またなぜそれが妨げられているのかを理解すれば，よりエンゲイジするにはどうしたらよいかもわかるだろう。一従業員とし

て，自分自身がエンゲイジするように積極的に取り組む必要があるのかもしれない。また，組織全体または直属の上司が何か特定の対策を講じ，あなたがより仕事にエンゲイジできるようにする必要もあるかもしれない。いずれにせよ，どうしたら人は仕事にエンゲイジするようになり，その結果どうなるかを理解することは，エンゲイジメントを効果的に，かつ効率よく向上させるための出発点として非常に重要である。

2.1 ワーク・エンゲイジメントの規定要因

仕事の要求度

どんな組織でも，またどんな仕事でも，それを好むと好まざると行わなければならないことがある。それらは，あなたが一人の従業員として割り当てられた任務である。これらの任務は，引っ越しの荷物の運搬や壁の建設など，身体的なものもあるが，精神的，組織的，あるいは社会的なものもある。たとえば，住宅設計や法廷免許のテスト（精神的任務），会議の準備や取りまとめ（組織的任務），あるいは製品を販売したり，人々の問題に耳を傾けたりしようと努めること（社会的任務）といったようにである。これらの活動には，エネルギーと努力が必要である。任務で求められる要求を満たすために，従業員として関わっていかなければならないのである。仕事の要求度を満たすためには努力とエネルギーが必要であるが，それらは基本的に「中立的」である。すなわち，ネガティブでもポジティブでもない。つまり，任務や

仕事の要求度は，たとえば，満足や喜びといったポジティブな気分の一因ともなり，個人の成長を促すこともあるが，仕事の要求度がストレスを導くことはあり得ない，という意味ではない。その可能性も確かにある。仕事の要求度があまりにも大きい場合には，ストレスを導くことがあるのだ。たとえば，仕事のプレッシャーが限界に達し，あまりにも大きくなったため，休む暇がなくなり，実際に手に負えなくなった場合である。そのような場合，仕事のストレスから満足に回復できなくなってしまう。表3を見ると，どのような要因から，仕事の要求度がストレスの源となり得るかがわかるだろう。しかし，仕事の要求度は，それらがストレスの原因となる場合でさえ，ワーク・エンゲイジメントにとって有害というわけではない。その代わり，決定的に重要なのが，仕事の資源の存在である。なぜなら，仕事の資源には，仕事の要求度や仕事上のストレスがワーク・エンゲイジメントに与えるネガティブな影響を緩和する力があるからである。

仕事の資源

どんな仕事においても，従業員は特定の資源を利用できる。仕事の要求度がエネルギーを消費する場合，仕事の資源がエネルギーを供給する。仕事の資源となり得るものとしては，同僚からの支援や仲間づきあい，上司の関与や建設的なフィードバック，仕事の中で自分自身を啓発し，トレーニング・プログラムを受けられる可能性，自分の働き方を自由に決められること，などが考えられるだろう。これらの資源は，ストレスを緩和し，結果的に

あらゆる種類のポジティブな感情を生み出すことになる。喜びや，有意義なことをしているという感情，何かを学んでいるという感情，自分は何かに秀でているという感情，そして自分はすばらしい集団の一員であるという感情，などである。仕事の資源には人を動機づける可能性があり，したがって，ワーク・エンゲイジメントを上昇させる。そのため，仕事の資源は，仕事の要求度のネガティブな作用を緩和するだけでなく，もともと，ワーク・エンゲイジメントに対してポジティブな効果ももっているのである。

　資源は2つのタイプに分かれる。第一に，仕事それ自体，仕事のチーム，およびそこで働く人たちをも含めた，組織に関連した仕事の資源である。ある意味，これらの仕事の資源は「外的」なものである。たとえば，良い職場の雰囲気や，業績が良いときに賞賛の言葉をかけてくれる上司，などが挙げられるだろう。あなたは従業員として，当然，職場の雰囲気に貢献しているだろうし，あなたと上司との関係がどのようなものとなるかについて，あなたが関与している部分もあるだろうが，たとえそうだとしても，これらの仕事の資源をあなたが完全にコントロールしているわけではない。第二に，個人の資源が挙げられる。つまり，その人の「内部」に位置する資源である。これらは，楽観主義，ストレス耐性，自信といった，個人の特徴である。この種の特徴をもっている人たちは仕事にエンゲイジするようになる可能性がより高い。表3は，仕事の要求度と，仕事の資源，個人の資源について概観したものである。

表3 仕事の要求度と資源の概観

ストレスをもたらす可能性が ある仕事の要求度	ワーク・エンゲイジメントを育む資源
	仕事の資源
● 時間のプレッシャーが大きい ● 時間外労働 ● 仕事の負荷やプレッシャーが大きい ● 感情的な負担。口やかましいクライエント，扱いづらい学生，不在の上司，など ● 身体的につらい仕事 ● 精神的な負担。困難な決断を下す，多くのことを覚える必要がある，など ● 仕事と私生活との間の葛藤 ● 雇用が不安定 ● 職場での対人葛藤 ● 役割間の葛藤：矛盾する任務や曖昧な情報，両立しない複数の活動に対応しなければならない ● 役割の曖昧さ：期待が明確でない ● 型にはまった仕事	● いつ，どのように働くかを決定する自由（仕事の自律性） ● 同僚からの社会的支援 ● 建設的なフィードバック ● 上司との良好な関係 ● 仕事で成長できる機会がある ● 職場の良い雰囲気 ● 正当な評価 ● チーム精神 ● 明確な仕事の役割 ● 意思決定への参加 ● キャリア開発の機会 ● 責任ある仕事
	個人の資源
	● 楽観主義 ● レジリエンス ● 積極的なコーピング ● 自己効力感 ● 外向性 ● 情緒安定 ● 自尊心 ● 前向きな姿勢（自らイニシアチブを発揮する） ● 柔軟性と適応性 ● 自分の意見を擁護できる（アサーティブネス） ● 自分の運命は自分でコントロールできるという信念（内的なコントロール所在）

もちろん，その他にも多くの資源や（ストレスフルな）仕事の要求度がある。いずれにせよ，この表にある仕事の要求度と資源については，科学的研究からその重要性が示されている。

仕事の資源と仕事の要求度との関係

仕事の資源はワーク・エンゲイジメントを刺激する。従業員を鼓舞し，仕事にエンゲイジさせるのである。そういうと簡単に聞こえるが，ことはいささか複雑である。つまり，仕事の要求度もそれなりの役割を担っている。先にも述べたように，仕事の要求度は多くの場合，「中立的」である。ネガティブであるだけでなく，ポジティブでもあるのだ。仕事の要求度が非常に高く，ストレスをもたらす可能性がある場合には，仕事の資源を十分にもつことが特に重要であることが研究から明らかにされている。とりわけ，高い時間的プレッシャーに晒されているときや感情的に負担の大きい仕事に関与しているときなどでは，十分な資源をもつことが重要である。同僚や上司から十分な支援を受けている人，自分の仕事の段取りを自己裁量で決められる人，あるいは気持ちの良いチームで働いている人ならば，たとえ高い要求を突きつけられても，それでもなお仕事にエンゲイジしていくだろう。そのような仕事の資源をあてにできない場合，仕事へのモチベーションは低下し，仕事にエンゲイジしなくなってしまう可能性もある。

では，なぜ人は，努力がほとんど報われない場合でも最善を尽くそうとするのだろうか？　教師を対象とした研究がこの点を実

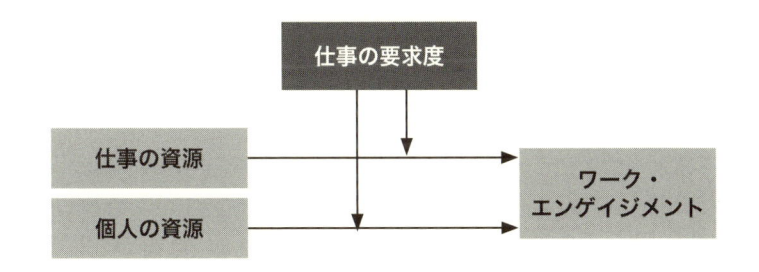

図3 仕事の要求度,資源,ワーク・エンゲイジメントの関係

証している。調査結果から,教師が自分のクラスで多くの困難な学生を受けもった場合に,仕事の資源がとりわけ重要となることが明らかになった。特に,高い仕事の要求度——すなわち困難な学生——に対処しなければならないような教師の場合,上司からの支援,自分の仕事に対する評価,および職場の良い雰囲気が役立つようであった。教師にとって,モチベーションを維持し,仕事に積極的に関わり,情熱を保つためには,要するに,仕事にエンゲイジし続けるためには,こうした資源が必要だったのである。

図3は,仕事の要求度,資源,およびワーク・エンゲイジメントの三者の関係を要約したものである。この図はまた,仕事にエンゲイジするよう刺激を与えたいという場合には,仕事の要求度を減らすよりも,仕事の資源を増やすほうがよいことも示している。第1章で述べたように,ネガティブな問題点の予防に焦点を置くよりも,ポジティブな側面に焦点を置き,それを刺激するほうが,より有意義である。

2.2 ワーク・エンゲイジメントの結果

どの要因が人々を仕事にエンゲイジさせるのか,また仕事の要求度が高いときに,どのようにしてエンゲイジメントを維持していくのかについては,これでおわかりいただけたであろう。第3章と第4章では,あなた自身のワーク・エンゲイジメントと,あなたの部下のワーク・エンゲイジメントを高めるために,どのようにして仕事の資源を増大させていったらよいのかを明らかにする。しかし最初に,組織全体にとってはもちろんのこと,個々の従業員にとっても,ワーク・エンゲイジメントがどのような結果をもたらすかについて考えていきたいと思う。ワーク・エンゲイジメントの結果について詳しく説明することが重要なのは,それがすべての関係者——従業員,上司,雇用主,方針作成者——にとって,ワーク・エンゲイジメントを高めるために最善を尽くそうという動機づけになるからである。結局,従業員が仕事にエンゲイジすることは,すべての人の利益になる。ワーク・エンゲイジメントがもたらすポジティブな結果については,すでに第1章で簡単に指摘した。したがって本章では,それよりもやや詳しく見ていくことにする。

もっと生産的に,もっと楽しく

雇用主にとって,生産性は非常に重要な問題である。良質で十分な仕事を時間通りに行ってもらいたいと雇用主は従業員に望ん

でいるのである。いくつかの研究から、エンゲイジしている従業員は業績がより優れていることが示されている。エンゲイジしている従業員のほうが、そうでない従業員よりも優れた仕事を行い、しかも、仕事中毒者のほうがより長時間働いていることが多いにもかかわらず、仕事中毒者よりもエンゲイジしている従業員のほうが、より優れた働きをするのである。ワーク・エンゲイジメントは、長期的にだけでなく短期的にも、より高い生産性をもたらす。それは、ファーストフード・レストランにおける総売り上げに関する調査で示されている通りである。たとえば、従業員同士がより打ち解けていたり、上司によって活発に指導が行われたりして、より多くの資源が利用できた日には、従業員たちは仕事に対してよりエンゲイジしていた。そして、レストランのスタッフがエンゲイジすればするほど、より多くの食べ物や飲み物が売れ、より多くの売り上げがあったのである！

　アメリカのある大規模な研究では、従業員のワーク・エンゲイジメントの影響を現金に換算して評価している。それは36企業の8000を超える事業部門を対象とする研究であった。各部門について、そこで働いている従業員の平均的なエンゲイジメント・スコアを計算し、その後、それをいくつかの財政的、企業的アウトカムと関連づけた。結果はどうだっただろうか？　部門がエンゲイジしていればいるほど、生産性が高く、より多くの利益が生み出されていた。加えて、エンゲイジしていない部門と比較して、スタッフの転職率も低く、職業上の事故や怪我による労働日数の損失も少なかった。最もエンゲイジしている部門と最もエン

ゲイジしていない部門との間には相当な違いがあった。最もエンゲイジしている部門の生産性は，最もエンゲイジしていない部門の生産性に比べて，月に 8 万ドルから 12 万ドル高いと計算されたのである。さらに，エンゲイジしている部門は，最もエンゲイジしていない部門よりも 1％から 4％，高い利益を得ていた。

　エンゲイジしている従業員は，優れた仕事をし，仕事が速いだけではない。彼らは自ら進んで特別な努力もする。たとえば，同僚が助けを必要としていれば手を貸すことがあるし，たとえそれが自分の仕事の一部ではないとしても，自発的に残業することもある。あるいは，同僚間の対立を仲裁することもある。エンゲイジしている従業員は，自分の意見をはっきりと述べ，「いやならいや」「十分なら十分」と言えるし，また実際にそう言っている。しかし，組織の目標に貢献したり，職場の雰囲気をより良いものとするために貢献することも好きである。彼らのこのような姿勢が高く評価されているということは，秘書を対象とした研究からも推測される。この研究によると，エンゲイジしている秘書は，エンゲイジしていない秘書と比べて，より楽しく，やりがいのある仕事を回されていた。たとえば彼らは，人事の選抜，ウェブサイトのメンテナンス，大きな会議の運営といった仕事のサポートを行ったりしていた。これらは一般的に，秘書たちから楽しくやりがいがある任務とみなされているものである。

　エンゲイジしている従業員は，顧客の満足度を高め，そのサービスを再び利用してくれることも確実にしてくれる。このことは，スペインの 100 を超えるホテルとレストランにおいて実施さ

れた研究で明らかとなった。エンゲイジしている従業員は，感じの良い雰囲気を作り出して顧客に応対するようであった。研究者らがインタビューした顧客によると，エンゲイジしているスタッフは親しみやすく，頼りになり，専門的で，顧客を第一に考えていたという。その結果，顧客はぜひまたそこを利用したいと思ったのである。このように，スタッフがエンゲイジすることで，顧客をより確実につなぎとめておくことができるのである。

エンゲイジしている医師に治療されるのは，患者としても気持ちの良いものである。2000人を超えるオランダ人研修医を対象とした調査では，56%が過去6カ月間に患者の健康を損なう恐れがあるミスを犯したことが示された。しかし最も興味深いことに，エンゲイジしている医師からはミスの報告が比較的少なかったのである。対照的に，バーンアウトした医師はより多くのミスを報告していた。したがって，バーンアウトした医師よりもエンゲイジしている医師に治療をしてもらうほうがよいということになる。

最後に，従業員にとって，エンゲイジしている上司をもつことはよいことである。これは教師を対象とした研究から明らかになっている。エンゲイジしている学校長のもとで働く教師は，その学校長をより生産的と感じているだけでなく，問題解決においてもより創造的であると感じている。さらに，これらの教師はその学校長をより優れた指導者ともとらえている。エンゲイジしている管理者は，しばしば変革型リーダー（transformational leaders）と呼ばれる。変革型リーダーは，良い管理者であるだ

けなく，部下のニーズや可能性を見出す鋭い目をもっているリーダーでもある。彼らは，部下が自ら最大限の力を引き出せるよう指導し，鼓舞し，刺激を与える。そうすることで，実際に部下の仕事の資源を——したがって，エンゲイジメントのレベルを——向上させているのである。

エンゲイジしているというのは，どのような状態か？

仕事にエンゲイジすると，まさに何が起こるのかを観察することは大切である。あなたにより良い行動をとらせるものとは何なのだろうか？ すでに簡単に触れてきたが，仕事の資源によって，あなたは自分のことを心強く，周囲から評価され，支援されていると感じ，仕事に対する動機が増して，よりいっそう仕事に深く関わり合っていくようになる。しかし，この種のワーク・エンゲイジメントは，正確には，あなたに対してどのような働きをするのだろうか？

ポジティブな感情

仕事にエンゲイジすると，最初にポジティブな感情が生まれる。幸せな気分になり，元気が出て，エネルギーに満ちあふれ，楽観的で，自信がもてるようになる。つまり，仕事にエンゲイジするというのは，気持ちが良いものなのである。気分が良いと，仕事を始めるのが楽しみになり，期待されていることをよりたやすく実行できるようになる。仕事の成績も多かれ少なかれ，おのずと向上するだろう。ポジティブな感情は他にも，仕事に対する

姿勢に重要な影響をもたらす。概して，よりオープンな心持ちにさせる。つまり，気分が良いと，他の人たちに対してより心を開き，新しい機会，挑戦，解決策，仕事の手段をより抵抗なく受け入れられるようになるのである。気分が良いと，創造性や問題解決能力が高まる。医師を対象としたある革新的な研究がこの点を実証している。医師を2つのグループに分け，ひとつのグループ（介入群）にはちょっとした贈り物をしたところ，ポジティブな気分が高まった。一方，別のグループ（対照群）には贈り物が与えられなかった。次に，各グループの医師たちに言語パズルを解くように求めたところ，よりポジティブな気分状態にあった介入群の医師は，さほどポジティブな気分状態にはなかった対照群の医師と比較して，有意に優れた成績を示した。

　気分が良いと，より社交的になることにも注目したい。気分が良いと，人は，同僚とおしゃべりをしたり，助けを必要としている同僚をよりすばやく支援したりするだろう。言い換えると，職場の他の人たちに対する姿勢がより良い方向へと変わるのである。このような変化が起こるのは，気分が良いと社会的な接触そのものにより関心をもつから，あるいは，より多くのエネルギーをもつようになるからだけではない。気分が良いと，他者についての心理状態にも変化が生まれることが研究から明らかになっている。ポジティブな感情にあると，人と人との間の無意識的なつながりが強まる。気分が良いと，他の人たちがより自分に似ているように思え，相手を自分とより同一視するようになる。そして，相手をより理解できるようになるのである。つまり，職場

で気分が良いと,気分が悪く,不機嫌な時と比べて,人の態度はまったく違ってくるのである。

良い健康状態

良い気分状態だけが,職場でのあなたの行動を改善させるわけではない。エンゲイジしている従業員は,健康にも恵まれていることが多い。彼らは,頭痛や心配,睡眠障害,筋肉の緊張などといった心身の訴えが少ない。そして当然のことながら,健康状態が良いと,良い仕事ができる可能性も高い。それは,病欠の連絡を入れることが少なく,働いているときに心強く,活力に満ち,いつでも高いレベルで仕事にかかれる気持ちでいることを意味している。おそらく,さらにもう一頑張りする心づもりさえあるかもしれない。

自分自身の仕事の資源を築く

エンゲイジしている従業員は,自分自身の仕事の資源を創造,もしくは増大させることから,より生産的でもある。たとえば,彼らは支援が必要であれば,エンゲイジしていない同僚よりも積極的にそれを探す。彼らは楽観的で自信があり,また気分が良いことから,より挑戦的な任務を引き受ける。その結果,専門家としても,また個人としても,彼らの成長が後押しされることになる。それは,彼らが新しいスキルを学び,自分の能力を高め,より多くの人と知り合いになるからである。つまり,人がいったんエンゲイジすると,らせんを描くように物事がポジティブに進み

始め、その人はますます仕事にエンゲイジしていくようになるのである。このらせん状の上昇過程については、第5章でより詳細に検証することにしよう。

内発的動機づけ

エンゲイジすることで、もともと備わっていた内発的動機が掘り起こされる。内発的に動機づけられた従業員は、仕事それ自体がおもしろくて働くのであり、何らかの報酬のために働くのではない。仕事そのものが報酬なのである。対照的に、外発的に動機づけられた従業員は、お金のためや、上司が口やかましいとか、あれこれと要求が多いから、といった外的な要因によって駆り立てられる。本当はそんな仕事はしたくないのに、それでもするのは、「しなければならない」からである。内発的に動機づけられている人たちが自分の仕事をするのは、他の人が彼らにそう望むからでも生計を立てるためでもない。自分がそうしたいから、仕事が彼らにエネルギーを与えてくれるから、それをするのが好きだから、仕事を大切に感じるから、彼らは自分の仕事をするのである。つまり、内発的に動機づけられた従業員は、自分の仕事をそれ自体で価値があるものと考えているのである。彼らは自分自身において、そして自分の仕事において最善を発揮しようとする。これがポジティブな影響を与えるだろうということは容易に理解できる。もしあなたが内発的に動機づけられているとしたら、その結果があなたの上司に評価されるか否かに関わらず、あなたは自分の力の及ぶかぎり、最善の仕事をしようとするだろ

う。あなたがきちんと仕事を遂行したいと思うのは，単に自分の仕事が好きだからであり，それがあなたにとってやりがいがあり，やる気を起こさせるからである。エンゲイジしておらず，内発的に動機づけられていない従業員は，手を抜くことが多い。とりわけ，肩越しに誰も見ていないときなどはそうである。勤務日には勤務に就くものの，5時には帰宅する。職場でそれ以上の時間を費やすだけの賃金を支払われていないのだから。しかし，もしあなたが内発的に動機づけられているとしたら，それが自分の仕事に必要なら，あなたは決められたこと以外にも何かをする。重要なのは，内発的に動機づけられている従業員というのは，他者を助けることが好きなのであり，見返りを期待してはいないということである。これは，善きサマリア人効果［訳注：「善きサマリア人」とは，困っている人の真の友となる人をいう］と呼ばれる。この効果は他者への多大な善意を生み出し，先にも述べたように，それを通して，エンゲイジしている従業員はしばしば，より楽しく，やりがいのある仕事を任せられる。そしてこれにより，彼らはますます内発的に動機づけられ，よりいっそうエンゲイジするようになるのである。

2.3 JD-R モデル

以上，ワーク・エンゲイジメントの原因と結果について検証してきた。この情報は，ひとつのモデルとしてまとめることができる。いわゆる JD-R モデル，すなわち仕事の要求度 - 資源モデル

第2章 ワーク・エンゲイジメントの作用の仕方　55

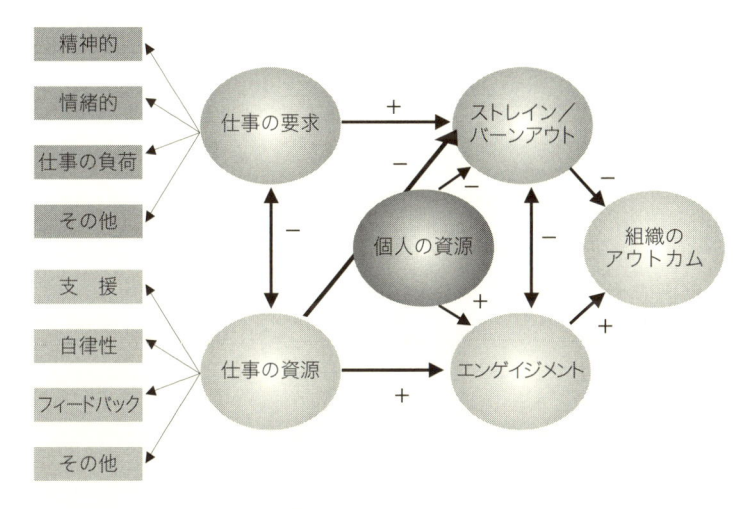

図4 JD-R モデル

(Job Demands-Resources model) である。

　JD-R モデルには2つのプロセスが含まれる。エネルギー衰退（ストレス）プロセスと，動機づけ（エンゲイジメント）プロセスである。エネルギー衰退（ストレス）プロセスは，高い仕事の要求度によって始動し，これがストレスと，その後の仕事に関連した慢性的ストレインとして，たとえば，バーンアウトを導く。その結果，病気による欠勤や従業員のパフォーマンスも含めた，あらゆる種類の組織的アウトカムに悪影響を及ぼす。このプロセスがどれほど重要であろうとも，先にも述べたように，ネガティブな側面（仕事の要求度とストレイン）を低減もしくは予防するよりも，仕事のポジティブな側面（すなわち，仕事の資源とワー

ク・エンゲイジメント）の重要性に焦点を置いたほうがより効果的である。

　ワーク・エンゲイジメント・プロセスは，さまざまな仕事の資源がワーク・エンゲイジメントを経て，いかにポジティブな組織的アウトカムにつながるかを示すものである。JD-R モデルには，ワーク・エンゲイジメントを促進し，仕事のストレインとバーンアウトを低減する，個人の資源（表3参照）も含まれる。JD-R モデルは，オーストリア，ベルギー，中国，オランダ，イタリア，スペイン，およびスウェーデンの従業員を対象とした科学的研究によって広く支持されている。もちろん，現実はいかなるモデルよりもずっと複雑であるが，たとえそうだとしても，JD-R モデルはワーク・エンゲイジメント（とバーンアウト）の最も重要な原因と結果をとらえている。これは，しっかりとした根拠に基づいた科学的モデルであることから，ワーク・エンゲイジメントを促進するための介入と方法に向けた，すばらしい出発点となる。それはまた，バーンアウトとワーク・エンゲイジメントの規定因のうち，組織が取り組むべき最も重要なものは何かを評価するための手がかりも与えてくれる。

第 3 章

ワーク・エンゲイジメント向上のために従業員にできること

　本章では，従業員が自分自身のワーク・エンゲイジメントを高めるために何ができるかについて考えていく。先述したように，従業員は，自分が必要とするものを組織が与えてくれるまで手をこまねいて待っているべきではない。自分で行動を起こし，自分の意見を表明することも必要だろう。他の誰かが行動を起こすまで待っていたら何も起こらないかもしれないし，組織がいろいろな手を打ったとしても，必要なことを誠心誠意行ってくれるとは限らないからである。

　従業員は，自分が何を必要とし，仕事をうまく，楽しく行うために何が必要かをよくわかっていることが多い。しかし，必ずしも常にわかっている（すぐにわかる）わけではない。時には，いったいそれが何なのかを正確に指摘するのは難しいと感じながらも，漠然とした不快な気分を抱えたまま，ぶらぶらしていることもあるのだ。そのようなとき，JD-R モデルは問題の所在を明らかにするのに役立つだろう。自分に必要な仕事の資源が欠けて

いるのか，仕事のプレッシャーが大きすぎるのか，それとも他に何か，自分の仕事，もしくは自分自身の中に（一時的に）うまくいっていないことがあるのだろうか？　問題が明らかになれば，行動を起こし，前に進むことができる。本章では，従業員として必要なものを自分で入手し，よりいっそう仕事にエンゲイジメントするために何ができるかを明らかにしていく。

3.1　従業員への提案

提案1：ストレスの原因について話してみよう

あなたを煩わせているものが何かについて話すことは重要である。イライラ，欲求不満，問題を隠すのはよくない。そのようなことをすると緊張を感じるだろう。感受性の強い人なら，頭痛，睡眠問題，呼吸が浅くなるといった心身症的な症状を引き起こす可能性さえある。身体的健康だけでなく精神的健康にとっても，職場で経験している問題やストレスについて話すことは重要である。話すことは，問題を違ったふうにとらえ，つりあいのとれた見方をするのに役立つ。さらに重要なのは，話をすることで，あなたが好きでないことや望んでいないことを他者に伝えることができる。あなたが話さなければ，他の人がそれを考慮してくれることは期待できない。また，自分の問題や心配事を話し，周りの人と共有することによって，あなたは周りの人に支えられているという気持ちになるかもしれない。あなたが困っていることや気分がすぐれないことに周りの人が気づけば，彼らはあなたの話に

第3章 ワーク・エンゲイジメント向上のために従業員にできること

耳を傾けるだけでなく，あなたを助けたり，慰めたりしてくれるかもしれないのである。

では，いったい誰と話をしたらよいだろうか？ それは時と場合による。もちろん，自宅でパートナーや家族に話をするのもよいだろう。彼らはあなたを精神的に支えてくれるはずである。しかし，家族は職場の問題について必ずしもはっきりと理解しているわけではない。そればかりか，職場での物事を収めるのに彼らが影響力をもっていないことは言うまでもないだろう。実際，彼らには職場での問題を本当に解決することはできない。彼らの支援は問題解決に直接的ではなく間接的につながるのである。

また，職場の誰かと話をしてみてもよいだろう。同僚ならば，あなたがいったい何の話をしているのか正確にわかってくれる。というのも，彼らも同じ問題に対処する必要があるからである。同じ職場で働いている者同士なら，大いに支え合うことができる。しかし，ポジティブな形で共に解決策を探そうと努めることが重要である。そうしないと，愚痴をこぼす雰囲気を生み出し，結局はネガティブな悪循環に陥っていくことにもなりかねない。あなたが自分の問題や自分が経験しているストレスについて同僚に話すことで，彼ら自身の心配，不満，ネガティブな感情を強めてしまう可能性がある。そうして自分のネガティブな態度やストレスを彼らに「感染」させてしまうかもしれない。研究では，ネガティブな雰囲気がこのようにしてチームの同僚たちの間で広がると，そのチームのほぼ全員のバーンアウト・レベルが上昇する可能性があることがわかっている。

あなたが職場で相当多くの問題を経験しているとしたら，あなたの上司，もしくは心理カウンセラー，産業医，あるいは人事労務担当者といった，組織の「中立的な」人物に話をしたほうがよいだろう。同僚に比べ，これらの人物は，職場で起こっている事柄に対してより強い影響力をもっている。とはいえ，問題や不満を上司や職場の他の人物に訴え，彼らと一緒にそれらに取り組むことは難しいことでもある。あなたのことをあまりよく理解していない人や，あなたが（完全には）信頼していない人にも，自分のことを自らさらす必要があるからである。私たちの大部分がそうであるように，当然あなたもネガティブに判断されることを恐れているだろう。でも他に方法はないだろうから，あなたはこの障害を突破する必要があるのだ。

　問題やストレスについての話し方やその対処方法にも，男女差があることに着目することは重要である。一般的に，女性はストレスを感じると，人に話を聞いてもらい，自分の気持ちを他の人と共有する必要性を強く感じる。女性は，自分の気持ちを他の人に理解してもらい，自分を慰め，支えてほしいと思う。そして他の女性たちも，そんな女性の気持ちを理解するのである。他方，女性が自分の気持ちを男性に話すと，男性はすぐにイライラするかもしれない。あるいは，話をされてもその問題にまったく対処できない。やはり男性は問題解決により焦点を置いているからである。「うだうだ言っていても仕方がない。どうにかするしかないじゃないか！」。男性はそう信じているのである。一方，女性はこのようなことを言われると，なんて鈍感なんだろう，人の気

持ちがわかっていないと受け止めてしまうこともあるが，それが必ずしも正当化されるわけではない。女性は，自分の感情を人と共有するのが好きであることから，女性同士ならよりうまく気持ちを分かち合うことができる。一方，あなたが女性で，具体的な解決策と精力的なアプローチを探しているなら，男性とうまくやっていける。男性は，女性に比べてはるかに行動と解決策の視点から物事を考えるからである。典型的な男性は次のように推論する。「この問題を解決するために何ができるだろうか？」。男性は，他の人が自分のことをどのように考えるか，自分が失敗したらどうなるかなどといったことはさほど気にしない。このような，行動に焦点を置いた男性の姿勢はポジティブである。彼らは問題を避けるのではなく，雄牛をその両角をわしづかみにして捕えるのである。

それでも，行動に焦点を置いた姿勢には不都合な点もある。問題によっては単純に（完全には）解決されようがないものもあり，そのような問題を解決しようとすると，さらに多くの問題や不満をもたらすことがあるからである。さらに男性は，自分自身の感情や他の人たちの感情をあまりにも無視したり脇へ追いやったりすることもある。彼らは多くのことを「する」。しかし，そうこうしている間に緊張とネガティブな感情は積もり積もって，ついには「爆発」してしまう。そのような場合，目の前の問題を解決するための適切な行動を続けることはできなくなる。

結論として，男性は女性よりもより良い方法でストレスに対処するわけではないと言えるだろう。女性も，男性よりうまく対処

できるというわけではない。男性と女性はただ単に異なっているのである。したがって，その違いを生かして役立てようとするなら，それを自覚する必要がある。話に耳を傾け，理解し，同情してくれる，そんな相手が必要なら，女性を探せばよい。解決策や行動が必要なら，男性を探せばよいだろう。

> ### 演習　書くことは有効
> #### 演習1
> あなたは，人に聞いてもらいたいことがあるのに，怖くてそうできないといったことはありませんか？　もしそうなら，まずはそれを書き出してみましょう。職場であなたを煩わせているのはいったい何でしょうか，それはあなたをどんな気分にさせるのでしょう，あなた自身のために書いてみてください。あなたとうまくいっていない人，何か言ってやりたいと思っている人がいますか？　もしいるなら，その人に本当は何を言いたいのかを書き出してください。この演習をすることで，自分の考えと感情をこれまでより筋道を立てて説明できることに気づくでしょう。これはゆくゆく，他の人と論議するのに役立つことでしょう。

> #### 演習2
> あなたの悩みについて話したいと思う人物（上司や同僚）に手紙を書いてみましょう。時間をとって，さまざまなバージョンを自由に考えてみてください。その手紙は投函しなくてもかまいません。ただ手紙を書くだけで気持ちが楽になり，その悩みはもう終わったように感じることでしょう。でもそれだけでは十分でな

> いという場合には，悩みの元となっている人と話し合うための一歩として，その手紙を利用してください。話し合いたいことをリストアップし，十分に準備してください。手紙を書くことは，たとえ投函しなくても準備に役立ちます。手紙や話し合いではXYZ方式を活用します。これについては本章で後ほど説明します。

提案２：自分自身の意見を表明しよう

　自分が悩んでいることを話すことは，自分の意見を表明することに近い。しかし，意見を表明すること——アサーティブネスとも呼ばれる——は，悩みを話すことをさらにもう一歩押し進める。アサーティブネスの場合は，自分が何を好み，何を好まないかについて述べるだけでない。どのようなことが起こってほしく，どのようなことは起こってほしくないかについても述べるのだ。職場での自分の立場を有利にする試みなのである。自分が何を求めているかを述べ，自分が何を求めていないかをはっきりと示すことは，誰でも簡単にできることではない。とりわけ女性の場合は，自分が本当は欲していないことを求められたときに「ノー」と言って断るのは難しい。多くの人は，「ノー」と言ったり，その他の限界を設けたりしたら，相手に嫌われてしまうのではないかと恐れている。これは子どもじみたことのように思えるかもしれないが，そうではない。誰しも「和を保ちたい」と望むものであり，それは職場においても同じである。他の人たちに好かれたいと望むことは，非常に基本的な人間の動機なのである。

他人が自分のことを好んでくれるとき，私たちは自分により自信をもち，より幸せな気持ちになる。したがって，私たちが他の人に親切な行いをすることを好むのは，ちっとも奇妙なことではない。しかし，相手のためを思っての親切が自分にとって負担となるとき，結局，多くの人は矛盾に陥ってしまう。そのような人たちは，自分の負担を避けるため，あえて親切な行動をとらないのである。

　人が自分の意見を表明できないのは，たいてい，自信が欠けていることがその原因である。他者にそのような気持ちを投げかけるだけの価値が自分には（十分に）ないと思っているのだ。そのようなことをしたら他の人たちから拒絶されてしまうだろうと信じている。ただし実際にはまったくそうではない。多くの場合，あなたは「ノー」と気軽に言い，境界を設けてもよいのであり，そのせいで他の人があなたのことを責めることも，もちろんあなたを好ましく思わなくなることもない。実際，「ノー」と言うことによって，あなたが自分の意見を表明し始めれば，すぐにあなたはこのことに気づくだろう。そして，それがさほど大変なことではなく，他者に対して境界を設けることが，あなた自身にとって大きな安心となり得ることを経験するだろう。

　「ノー」と言うことを恐れている人は，まずは「ノー」と言うことから始めるとよい。衝突を恐れることなく，自分が思っていること，自分が求めていることを正直に話すのである。すると，自分の意見を表明しても，それがさほど悪いものではないことを見出す機会が得られるのである。実際，周りの人はあなた

第3章　ワーク・エンゲイジメント向上のために従業員にできること　65

が「ノー」と言ってくれたことに感謝してくれるだろう。あなたの立場が明らかになると，相手との曖昧な関係は改善され，より率直な関係が築ける。怒った顔で疑い深げに「わかりました」と言われるくらいなら，はっきりと，親しみを込めて「ノー」と言われたほうがよい，という人が多い。しかめっ面で「わかりました」と言われても，あなたに負担をかけたことで，相手はいやな気分になることがあるのだ（「彼女は口では了承しているが，本心はどうなんだろう？」）。

　自分ができることとできないこととの区別をはっきりさせることは，あなた自身も含めたすべての人の権利を認めることになる。同僚から「シフトを代わってくれないか？」と頼まれても，OKしたくないなら，ただ，「悪いけど，代わりたくない」と言えばよい。そのようなことを言うのはあまりに薄情ではないか，冷たすぎはしないかと思うなら，「悪いけど，私はそうしたくない。でも，何か良い解決策がないか一緒に探すことならできる」と答えてもよいだろう。たまたまシフトを変えたいと思っている人をあなたは知っているかもしれないし，今は都合が悪いけれども来週ならよいということもあるからである。何かを望んでいないことを相手に伝えたとしても，誰かを失望させるとか，その人を助けられないということにはならない。それどころか，どうしたら全員が満足のいくように問題を解決できるかについて，率直かつ信頼に満ちた会話へと道を開くことができるのである。

　意見の衝突が必ずしもネガティブなものにはならないということを，人はしばしば忘れてしまう。実際，仕事に関連した衝突は

建設的なことさえある。この種の衝突によって考えが明確になり，創造的になるだけでなく，成長にもつながるのだ。たとえば，妥協案を探し求めたことで，結果的にすばらしい解決策に至ったとしよう。もし衝突がなかったら，そのような解決策は決して見つからなかったかもしれない。こと職場での衝突となると優しくなりすぎてしまうとしたら，あるいは，言い争いになったり拒絶されたりするのを恐れて口を閉ざしたままでいるとしたら，イライラが積もりに積もってしまうかもしれない。すると，他の人があなたに悪意をもち，ネガティブな目で見ることになるかもしれない。こうして，仕事関連の衝突として始まったことが人間関係の衝突へと発展してしまう可能性もあるのだ。そして，このような人間関係の衝突は，周知のように，解決が困難である。というのも，こういった衝突にはポジティブな側面が——たとえあったとしても——ごくわずかしかないからである。人間関係の衝突などないほうが気が楽である。一方，仕事に関連した衝突は，率直に話し合うことで気分が良くなるだけでなく，それによって他者との関係を深めることができる。したがって，一日の終わりに仕事関連の衝突にアサーティブに対処することは，個々の従業員や仕事のチームにとってためになるだけでなく，組織全体にとってもためになるのだ。

　相手が自分よりも高い地位にある場合，たとえば自分の上司であるような場合，自分の意見を表明することはよりいっそう難しいものとなる。しかしそのような状況で，もしあなたが思いきって自分の意見を表明したら，あなたの上司はきっと「ガツンと」

強烈な一言を発するだろう。だが，すぐに仕返ししてくるわけではないということをあなたは経験するだろう。もしあなたが，自分の意見を表明したいという思いから，上司との会話に神経質になっているとしたら，注意深く会話を準備したほうがよい。自分が言いたいことについて考え，事前に練習をしておくべきである。

しかし，常に準備を整えておけるわけではない。時には思いがけず問題が起こり，その場で対応しなければならないこともある。そのような場合には，「その件についてはじっくり考えたいと思います。本日，後でまた伺います」と答えるのが最も賢明だろう。そうしていくらか時間を稼ぎ，それに賛成するのか，それともひとつの可能性として「ノー」と断ることを考えるべきかどうかをじっくり検討するとよい。しかし，心の中では「ノー」と断ることを考えながら，勢いで「はい」と口走ってしまったとしても，それで世界が終わるわけではない。後で再び自分の答えに立ち戻るチャンスは常にある。「今日，先ほどの件についてもう一度よく考えてみました。私は……と申しましたが……」と言うだけでよいのだ。

自分の意見を表明することには，できることとできないこととの区別をはっきりつけるという重要な意味がある。しかし，意見を表明することには他にも次のような意味がある。それは，前向きな姿勢をとること，必要なもの，あるいは欲しいものを求めること，そして待たないことである。意見を表明する際にはぐずぐずせず，すぐに行ったほうがよい。というのは，ぐずぐずしていると，意見表明がしづらくなる状況に陥る可能性があるからだ。

自分に必要なものや望んでいるものをはっきりとタイミング良く表現することで，将来起こり得る多くの問題を防げる可能性は高くなる。

> **演習　XYZ方式の使用**
>
> 　他者を傷つけるのを恐れて，あるいは自分のイライラを発散させたら喧嘩になってしまうのではないかと恐れて，多くの人はイライラを飲み込んでいます。このような場合には，XYZ方式が役立ちます。相手のいったいどの行動（X）があなたを煩わせているのかを，事実に基づいて客観的に指摘するのです。どのような状況（Y）で——どこで，いつ——相手はこのような行動をとっているのかも指摘します。そして，それによってあなたの中にどのような気分（Z）が喚起されるのかを述べます。たとえば，あなたの同僚がおしゃべりばかりしているとしましょう。相手はあなたと同じオフィスの人です。そのためあなたは自分の仕事になかなか集中することができません。そのような場合，たとえば次のように言ってみてはどうでしょう。
>
> 　「あなたが週末のことでマチルダと話していたことなんだけど，そのせいで気が散るの。あなたたちがおしゃべりしていると仕事に集中できないわ。まるで私のことにはお構いなしって感じね。私，がっかりしているのよ」
>
> 　このように言えば，あなたが言いたいことは非常にわかりやすくなります——どのような行動をあなたが煩わしく感じているか，そしてそのことであなたがどんな悪影響を被っているかを，あなたの同僚ははっきりとわかるでしょう。しかも，あなたが自

分のイライラを封じ込め，それが突然爆発した場合（「ちょっとでも黙ってることができないの！？」）と比べ，相手が攻撃されたと感じる可能性は低いでしょう。

あなたが何に煩わされているかを伝える場合には，あなたが好ましいと思っていることにも触れてください。しかし，何かを要求したり，最後通牒を突きつけるようなことはしないでください。また，誰であれ人を脅すようなこともやめたほうがよいでしょう。あなたがしてほしいことを伝えるだけにし，「おしゃべりをしたいのなら，今後は短く留めるか，廊下でしてほしいわ」と言ってはどうでしょう。次に何かあなたを煩わすようなことがあれば，XYZ方式を利用してください。実行するのは簡単です。すぐにマスターできるでしょう。

あなたの上司との会話

職場でのストレス源に対処する場合，最も頼りになるのはあなたの上司となることが多いでしょう。上司なら，実際に状況を変えることが可能です。したがって，上司と話をし，あなたを煩わせているのは何なのかを説明することは非常に重要です。話し合いを成功させるには，次の原則を守ってください。

- 必ず明確な目標をもつようにする。その話し合いであなたは何を達成したいと思いますか？ たとえばあなたは今後，別の同僚と一緒に働いていくつもりでしょうか？ あるいは，もう自宅に仕事を持ち帰らないということでしょうか？
- 話し合いの時間と場所を割いてくれるよう頼みます。廊下で上

司に話をもちかけたりするのはもちろんのこと，ミーティングの合間に無理やり割り込むようなことは避けましょう。上司のスケジュールに合わせて予約を取ります。
- その問題に対処することがあなたにとって大切であるということを，話し合いの始めにきちんと述べます。そして，それらの問題に真剣に耳を傾けてもらえるのかどうか上司に尋ねてください。
- 話はできるだけ簡潔にまとめ，例を挙げるとよいでしょう。次の3つのポイントを守ってください。
  (1)「気づいたことがあるのですが……」（事実を述べることで問題を指摘する）
  (2)「そのことで私は……と感じています」（その問題に対して，あなたがどのように反応し，どのように感じているかを指摘する）
  (3)「私は……と望んでいます」（可能な解決策を提案する）
- 同意できた点を要約し，話し合いをまとめる（そこでおそらく，次の話し合いの日時を決めることになる）。

出典：Rigo van Meer（1997）

提案3：自分のレジリエンスを向上させよう

職場では，私たちにフラストレーションを与えたり煩わせたりする状況や出来事に対処しなければならない。これらの状況や出来事に対する反応の仕方は，従業員によって非常に異なる。なかには，うまくバランスがとれず，やる気を失ったり，ストレスに押し潰されてしまう者もいる。一方，平常心を維持し，立ち直って，（やがて）以前にも増して強くなる者さえいる。彼らはネガ

ティブな出来事を「生き抜く」だけでなく，それに意味を与え，そこから何かを学ぶ——より豊かな人間になる——のである。このような反応を示す人は，「レジリエンスがある」と言われる。レジリエンスが高い人は，自信と楽観的な考えをもって仕事にエンゲイジしている。

　自信と楽観主義には共通する原則がある。いずれの場合も，影響力あるいはコントロールについて強い感情を抱いている。つまり，自分の人生がたどる方向性について影響を及ぼすことができると信じているのである。運命の糸につながれた操り人形のようには感じていない。自信があり，楽観主義を標榜する人たちは，自分の将来に希望を抱いており，自分が立てた目標の達成を確信している。これらの心理的特徴はいずれも，自己の目標を自ら達成させることにつながる。レジリエンスが高い従業員は自らの目標を達成可能なものととらえているため，それらの目標に到達するために多大な努力を投入する。そして当然のことながら，そのことが成功の可能性を増大させるのである。

　もともと自信があるかどうか，楽観的であるかどうかは，それほど重要ではない。いずれの性質も——それらと共にレジリエンスも——完全に訓練によって向上させることが可能である。次に紹介する演習を見れば，従業員として自らのレジリエンスを向上させるために何ができるかがわかるだろう。もちろん，上司として部下の力になることも可能である。たとえば，理想のキャリアについて積極的に考え，その目標に向かって一歩一歩着実に取り組んでいくための現実的で達成可能な計画を立てるよう，部下を

促してもよいだろう。そうして，彼らが自分自身の将来を形づくれるよう支援するのである。

演習　レジリエンスを鍛えよう
演習1　あなたの理想の自己
あなた自身の理想のイメージを言葉で説明するか，あるいは思い描いてみてください。この理想の自己イメージをできるだけはっきりと想像してください。あなたは何をし，どうなっているでしょう？　何ができるでしょうか？　それを短いキーワードで書き記し，この理想の自己イメージを記憶してください。就労日の2週間にわたり，その理想的な自己イメージを短時間，心に思い描きます。このような演習をすることで，演習後の何カ月間も，より幸福で，より健康的になれることが研究から明らかにされています。

演習2　もっとポジティブに考えよう
悲観的な思考を，よりポジティブな思考で置き換えてください。これにはさまざまな種類の思考が関係します。たとえば，次のようなものです。

- 最悪のケースのシナリオ
何かうまくいかないことがあると，大惨事になってしまうと予想することです。「もしこのプレゼンテーションに失敗したら，昇進は無理だ」とか，「もしこの仕事に就けなかったら，もうこれ以上ローンを返せなくなってしまう」といったように考えてしまうのです。このように悲劇的にとらえないようにするために，事実と照らし合わせてあなたのネガティブな思考を

チェックします。あなたの予想は現実的でしょうか？　あなたは大げさに強調してはいませんか？　もしこのようなことが起こったとしたら，本当にそれほどひどい結果につながるでしょうか？　そのようなことが起こらないようにするために，あなたには何ができるでしょうか？　そのために，あなたにとって必要な人は誰でしょうか？

たとえば，破滅的な思考をさほど脅威的ではない思考に置き換えてもよいでしょう。「もしプレゼンテーションに失敗したら，私は仕事をクビになってしまう」と考えてしまうのなら，「もしプレゼンテーションがあまりうまくいかなかったら，上司は，私にはプレゼンは無理だと考えるかもしれない。私としては成り行きに任せざるを得ないだろう」と考えるようにするのです。そのように考えたほうが，さほどストレスを受けずにすみます。

- **自分自身についてのネガティブな思考**

「私にはこんなことは絶対にできない」とか「いずれにしても，私にはこれは無理だ」といった思考をしていては，仕事を楽しめないでしょうし，進歩の妨げになります。新しい道を思い切って進んでいかなくなってしまうのです。このようなネガティブな思考はワーク・エンゲイジメントの妨げとなります。紙に，あなた自身についてのポジティブな事柄を書き出してみましょう。「私は……」で始めて，10項目書きます。たとえば，「私は人の話を聞くのがうまい」というようにです。このリストを毎日2回，少なくとも3週間読みます。研究によると，これによってより自信を感じられるようになるだけでなく，他者との関係も改善することが明らかにされています。

- 出来事に対するネガティブな説明

 物事をネガティブに説明したからといって，より幸せな気分になれるわけではありません。より仕事にエンゲイジするようになるわけではないことは言うまでもないでしょう。たとえば，「締め切りに間に合わなかったのは，私に十分な能力がないからだ」と考える代わりに，「締め切りに間に合わなかったのは，いつも何がしかのことに邪魔されるからだ」と考えるほうがよいでしょう。何かがうまくいかないときに自動的に自分を責めるだけではなく，運が悪かったとか，あれこれと要求の多い同僚がいたとか，何か他にその失敗を引き起こす原因となったことについて，じっくり振り返ってみてください。

 演習3 意味づけ

 あなたは，今まで職場でネガティブな経験をしたことがありますか？ あるならば，それを書き記してください。何があったのでしょうか？ それはいつのことですか？ どのような気持ちだったでしょうか？ 後でそれを振り返り，考えてみてください。次のような質問を自分自身にしてみてください。

 私はそれをどのように解釈したのだろうか？ どうやってそれを止めることができたのだろうか？ どこがいつもと違っていたのだろうか？ 後から考えてみて，私はそこから何を学んだだろうか？ あなたの経験について書き記し，このようにその出来事を分析することによって，今後はよりうまく対処し，よりポジティブな見方でそれを振り返るようになるでしょう。

提案4：自分の仕事の価値を発見し，追求しよう

　自分が行っている仕事が自分の個人的な価値観と一致しているならば，あとはひたすらその仕事にエンゲイジするだけである。私たちが価値を見出すのは，私たちが人生において重要と考えるような事柄である。なかには，自分が何を重要と考えるか，つまり自分が何に価値を置いているのか，非常に明確な人もいる。たとえば，子どもの頃にすでに自分は他の人たちの力になりたいと思っていることがわかっていて，弁護士，医師，あるいは看護師になりたい，などと思っていたりするのである。しかし，それが誰にでも当てはまるわけではない。しかも，さまざまな環境によって，結局，まったく別の仕事に就くこともある。（一見したところ）自分の根本的な価値観とは相容れない仕事に就くこともある。そのために仕事にエンゲイジできなくなってしまうこともあるだろう。

　個人の価値観には，当然ながらもっと多くのものがあるだろう。次頁のリストに空欄を設けたのも，そのような理由があるからだ。ここで重要なのは，あなたを突き動かしているもの，あなたの行動や考えの元となっているものとは何かを見つけることである。人生で最も重要なことは何かがわかれば，それをあなたの仕事に移行させればよい。たとえば，人の役に立つことに非常に価値を置く人ならば，ヘルスケアに携わることがもってこいの仕事となるだろう。しかし，だからといって他の仕事にエンゲイジできないというわけではない。あなたが何か特定の環境から，あるいは決断の誤りから広告業に就いたとしても，人の役に立つこ

価値観として考えられるもの：

経済的安定	旅	スポーツマン精神	驚き
秩序	楽しみ	ユーモア	自然
正義	冒険	多様性	自立
落ち着き	成功	知的刺激	情熱
平等	忍耐	社会的接触	家族の幸せ
信頼	評価	独立	関わり
安全	完全性	自由	協力
名声	専門性	創造性	正直さ
子ども	バランス	自由時間	知識
結束	有用性	伝統	地位
お金	進歩	調和	愛
友情	美しさ	共感	健康

_____ _____ _____ _____

_____ _____ _____ _____

_____ _____ _____ _____

とが仕事の一部となるように工夫してみてはどうだろう。そうすれば，自分の仕事にもっとエンゲイジするようになるのではないだろうか。たとえば，同僚やクライエントの力になることで，たとえそれがあなたのメインの仕事ではないとしても，大きな満足感を得られるかもしれない。

　人は，自分の価値観と一致するような目標を仕事で設定すると，仕事に本当にエンゲイジするようになる。たとえば，知的刺激を重要と考える人なら，毎年3つの学術論文を書くという目標を設定してはどうだろうか。もし，あなたにとってはお金が重要ならば，総売上高または給料という観点から目標を設定してみよ

第3章 ワーク・エンゲイジメント向上のために従業員にできること　77

う。職場で自分の価値観に基づいた目標を設定することは，実際にはそれほど多くあることではない。人は「何か」を達成したいと漠然と考えているだけで，具体的に練り上げた計画をもってはいないのが普通である。しかし，自分は何に価値を置くのかをよりはっきりさせ，それに従って目標を設定することは非常に重要である。そのように目標を設定することで，自分が本当に重要と考えることに注意を集中できるようにするのである。それによって目標達成に大いに努力するようになるから，というだけでも，これは成功の可能性を高めることになるだろう。いったん成功を手にしたら，それが動機となって，あなたは自分が好きなこと，あるいは重要と考えることにさらにいっそう熱心に取り組む気持ちになる。

　しかし，あまりにも大きすぎる，あるいはあまりも抽象的すぎる目標は設定しないことが重要である。なるべくなら，目標は次々と段階的に達成していけるような，さまざまな下位目標に分割するとよい。あなたは何を達成したいのか，またそれをいつどのようにして行っていくつもりなのかを可能なかぎり明確にすべきである。自分はどうも途中で諦める傾向がある，あるいはうまく対処して目標を達成することができないという人は，おそらく目標があなたの重視している価値観と一致していないのだろう。その場合，生活と仕事であなたが重要と思うことをもう一度よく考え直す必要がある。

　あなたがどのような目標を掲げているかについて，同僚や上司と話をしてみるとよいかもしれない。そうすれば，あなたが何に

向かって努力しているのかが彼らにもわかり，そのことであなたの力になれるかもしれないからである。たとえば，あなたは人助けが好きで，仕事の中でもどちらかというとそこに焦点を置きたいと思っていることを上司が知ったとしよう。すると上司は，あなたが人助けのできるもっと良い機会が得られるような，それまでとは若干異なる仕事をあなたに回してくれるかもしれない。特に，業績面接や業績評価は，あなたがどのような目標を達成したいと思っているのか，またそれはなぜかを明らかにするための良い機会となる。それによって上司は，あなたが自分の目標に一歩一歩近づいていけるよう力になることに同意してくれるだろう。

　また，あなたが仕事でどのような目標をもち，それをどのような方法で達成したいと思っているのか，自宅でも話してみるとよいかもしれない。自分の考えを愛する人たちと共有することで，活力をもらえるし，それ自体，楽しいことでもある。また，自宅という環境であなたは，家族のサポートを必要としてもいるだろう。目標によっては，彼らにとっても重要な意味をもってくるものもある。たとえば，もしあなたが仕事でもっと出張に出かけたいと望めば，あなたの家族にもいろいろと関わってくるだろう。こういった問題についてお互いに話をし，起こり得る問題に対して全員が受け入れ可能な解決策を見つけてほしい。さらに，つらい状況になったときにも，家族はあなたが頑張ってやり抜けるよう力になってくれるだろう——困難を切り抜けられるよう励ましてくれるはずである。

演習　あなたの価値観を見つける

自分がどのような価値観を抱いているのか，あまりはっきりと把握していないという場合には，次の2つの演習が役に立つかもしれません。

次のことをイメージしてみてください

……あなたはあと5年しか生きられません。あまり楽しい考えではありませんが，私たちの目的には役立つものです。やってみると，あなたにとって本当に重要なことが，ほとんど自動的にあなたの心に浮かんでくるでしょう。もしそれらが，あなたが通常，先延ばしにしているようなことだとしたら（「いつかそれをやろう」），もうこれ以上それらの事柄を先延ばしにしてはいけません。本当にやりたいこと，本当に重要なことに取り組んでください。

次のことをイメージしてみてください

……あなたは自分の80歳の誕生日を祝います。あなたはまだとても健康で，あなたの家族はこの記念すべき日を祝福し，自分たちがあなたのことをとても愛していることを示したくてパーティを催しました。あなたは自分の人生について何か話してくれるよう求められます。あなたは彼らに何を話したいですか？　彼らにあなたをどのように理解してもらいたいですか？　あなたは何を成し遂げたかったのでしょうか？　80歳になったときにあなたがそうありたい人物を，今から実現し始めてください。

提案5：お互いに助け合い，認め合おう

同僚，上司，そしてクライエントと親しくしよう。お互いにいたわり合い，思いやりをもってほしい。このように言うと，わかりきったことのように聞こえるかもしれないが，そうでないことは確かである。従業員を対象にさまざまな調査をした結果，職場には多くの――対人的な――トラブルが存在することが明らかになっている（次頁を参照）。

職場では，お互いに面倒を見合うことはあまりないようだ。他人に対してあまり寛容ではなく，すぐにカッとなりがちである。それはしばしば理解できることでもある。自分が忙しいときや，騒がしい環境で集中しなければならないときには，自分に何かを求めていたり，あなたの仕事をより困難にしようとしている同僚に対して，あまり思いやりをもつことはできないだろうし寛容にもなれないだろう。このような困難な環境でも，寛容で，親切で，友好的であろうと試みてほしい。もしあなたが本当に何かが気に入らないなら，それを抑え込むのではなく，むしろ友好的にそれについて何かを述べたほうがよい。友好的になるからといって，あなたが何事にも同意しなければならないとか，寛容でなければならないというわけではない。では，どういうことなのだろうか？　それは，自分の周りの人たちを尊重し，彼らを正しく評価するということであり，選択や決断を下す際に，彼らのことを考慮するということである。それはまた，必要とあらばお互いに助け合い，可能なかぎり最善を尽くすということでもある。

友好的であるためには，（時には）エネルギーが必要なことも

> 1. 約束を守らない（71%）
> 2. 仕事を先延ばしにする（57%）
> 3. 他の人の手伝いを拒む（57%）
> 4. うわさ話（53%）
> 5. 上司による不公平な扱い（51%）
> 6. いじめ（50%）
> 7. 忙しいふりをする（47%）
> 8. 経営層の無関心（43%）
> 9. 無駄なおしゃべり（42%）
> 10. 仕事に熱心でない同僚（39%）
> 11. 職場での官僚主義（39%）
>
> 資料の出所：www.businesscomleet.nl/kennisbank/personeel/2419-Werknemeregert-zichblauw-aan-collegas.html

ある。ひょっとしたら，あなたは気分が悪く，一人にしてほしいとひたすら願っているかもしれない。あるいは，たぶんすごく忙しくて，友好的でありたいなどという気持ちには本当のところはなれないこともあるだろう。しかしこのような場合でも，友好的であるよう最善を尽くすためのもっともな理由がある。ひとつに，友好的であると気分が良くなることがある。たとえば，あなたが誰かのためにドアが閉まらないよう支えておいてあげると，それがきっかけとなってポジティブな反応や微笑み，あるいは「ありがとう」というお礼の言葉が返ってくる。それによってあなた自身がより良い気持ちになれる。あなたが友好的である

と，相手もたいていは友好的に対応してくれるものである。その
ため，友好的であることによって楽しくリラックスした雰囲気
を作り出すことになり，それによってあなたはより滞りなく，快適
に，さほどストレスを感じることなく仕事ができる。こうしてポ
ジティブならせんが動き始める——人に親切にしてポジティブな
フィードバックを受けると，今度は自分の気分が良くなり，再び
人に対して親切にするようになる，といった具合である。日々，
友好的な行動を練習していると，人は長期的にもより幸せになれ
ることが研究から明らかになっている。

　もちろん問題は，どのようにしてこれを成し遂げたらいいか，
つまり，自分にとって事態が厳しくなっているとき，あるいは気
分が良くないときに，いかにして友好的であり続けるかというこ
とである。これは自分の感情をコントロールすることと関連があ
る。別に，感情を抑えつけるべきだということではない。人間は
ロボットではないし，ロボットのふりをすることもない。人間と
して，あなたはもちろんありとあらゆることを感じてよいのであ
る。要するに，自分の感情に向き合い，正しい方向へとその舵取
りをし，そして機敏にそれに対処するということである。先に述
べたように，たとえば朝起きて気分がすぐれなかったからといっ
て，同僚やクライエントに自分の感情を行動化するのはプロとし
てふさわしくないうえに，賢明とも言いがたい。そのようなこと
をしたら，ますます悲惨なことになるだけである。相手はあなた
に対してネガティブに反応するだろうから，すでに悪かったあな
たの気分はますますひどくなるのである。

実際には，まったく別の気分であるときでも，意識的に笑顔を装うことで友好的となったり，朗らかにさえなれる。これは極めて簡単なことである。口角を引き上げ，「ほらね」とにっこりすればいい。あまりよく見ていない人なら，あなたがあたかも友好的で，気分が良いように感じられるだろう。しかし実際には，あなたはまったくそんな気分ではない。あなたの行動（笑顔）は，あなたの本当の気分（悪い気分）とは一致していない。時おりこのように微笑んだからといって，それが何かあなたに害を及ぼすわけではない。しかし，たびたびこのようなことをしていると，自分がまるでロボットになったかのように感じかねない。自分が感じてもいない気持ちを偽っているのである。これは「感情の分離（emotional dissociation）」と呼ばれ，実際に感じていることとはまったく異なる行動をとることである。感情の分離は不健康である。それが慢性的になると，抑うつ的な気持ちになり，バーンアウトすることにもなりかねない。あなたがロボットになってしまったと他の人たちが気づくのも時間の問題である。つまり，人を人間としてではなく，物として扱うようになってしまった，ということである。

　このように，友好的なふりをし，内心思ってもいない感情を装ったところで，実際にはうまくいかない。装う代わりに，ある特定の感情を喚起したほうがよいだろう。つまり，より良い感情へと積極的に自分自身を向けていくのである。かつての楽しかった週末，パートナーのあたたかいハグ，クライエントが感謝してくれるだろうという期待，こうしたことを考えてみるのである。

その結果，感情も変化し，より穏やかで友好的でポジティブになれるだろう。そしてもはや装う必要などなくなる。友好的であろうとして多大な努力を費やす必要がなくなるのである。以下の欄を見ると，自分を「友好的な」気分にするためのいろいろな方法があることがわかるだろう。

より楽しい気分になるためのヒント

あなたは自分が友好的でない，親切でない，あるいは忍耐強くないと感じますか？ そのようなときには，よりポジティブな気持ちになるために以下のヒントが役に立つかもしれません。

- あなたの気持ちを動かすことは何なのか，意識してみましょう。あなたを良い気分にさせてくれることは何でしょうか？ どんな考えや記憶がそれに関連がありますか？ 他の人のためにそこにいてあげなくてはならないけれどもそのような気分ではないときに，これについて考えてください。
- 他の人に共感しましょう。もしあなたがその相手だったらどうだろうかと考えてみてください。忍耐強く，友好的な人に助けてもらったら，その人はどのように感じるでしょうか？ 相手の立場に自分自身を置いてみてください。
- あなたはどのようになりたいのか，考えてみましょう。あなたは，他人を犠牲にしてネガティブな感情を行動化するような利己的な人間になりたいと思いますか？ それよりも，心から他の人との関わりを実感する，友好的な人間になりたいと思いますか？
- 人生において，本当に大切なことについて考えてみてくださ

い。それは，お金やすばらしい財産や地位ではなく，他者とのつながりや人間関係です。それは，人が一日の終わりに思い出すことです（「私は，＿＿＿に本当に親切にしてもらった」）。誰かのために何か良いことをしてあげることができたら，あるいは一緒に楽しく笑うことができたらどのように感じるでしょうか。考えてみましょう。

- ネガティブな感情のはけ口を必ず確保するようにしましょう。そのような感情は存在しないかのように振る舞う必要はないのです。ネガティブな感情を受け入れられる方法で吐き出せるようにしてください。たとえばスポーツをするとか，そのことについて人と話をする，といったようにです。
- 自分は非常に忙しく，おしゃべりなどしていられない，誰かを助けることなどできないという場合には，たいてい，あなたが頭の中で「私は，まだ〜しなければならない」と考えているだけだということを自覚してください。「今，ここ」にいるようにします。つまり，誰かがあなたの助けを求めている，あるいは誰か，あなたに話をしたがっている人がいるのです。自分の関心をそのことに集中させます。2分間そうしたからといって大した違いにはなりません。

友好的であるというのは，お互いに助け合い，世話をするというだけではない。それは，お互いに相手を敬い，感謝するということでもある。人は，自分と似ている人や同じグループに属する人々に対する場合よりも，自分とは異なる人，あるいは他のグループに属する（部署や賃金の等級が異なる）人々に対して，し

ばしばネガティブに関わりがちである。しかも，無意識のうちにそうしていることが多いのである。いかにも取るに足らないように思われること（ピアス，セーターのブランド，あるいは車など）であっても，それによって同僚やクライエントに対して偏見を抱くようになる可能性がある。このようなネガティブな態度は，ネガティブな行動を無意識に引き起こすことがある。ここでの課題は，自分自身と他者との違いを「良い」とか「ネガティブである」と解釈するのではなく，単に「違っている」と解釈することである。少なくとも，そうではないことが明らかになるまでは，そう解釈すべきだろう。そのような偏見のない態度をとることで，あなたはもっと開かれた広い心で人に接近するようになる。自分とは異なる人に対して，もっと友好的になるだろう。

あなたや他の人たちのエンゲイジメントを高めるための最も有効な戦略は，他の人が行った仕事に対して，あるいはその人を一人の人間として，あなたがいかにその価値を認め，高く評価しているかを表現することであろう。このように敬意を表されれば相手も気分を良くするだろうし，こうした敬意には強力な報酬効果がある。つまりあなたは，あなたが相手に敬意を表したように，相手にも，自分に敬意を示すよう動機づけているのである。あなたが他者の価値を認め，高く評価すれば，ポジティブな気風が生まれることにもなる。その結果，相手もあなたや他の人たちに対し，自分が相手を評価していることをもっと表現するようになる。そしてあなたは目的を達成する。つまり，気分が良くなり，仕事にエンゲイジしていこうという気持ちになれるのである。

褒め言葉はこうしてかけよう

あなたが望んだポジティブな効果を得るためには、適切な形で相手に褒め言葉をかける必要がある。褒め言葉の上手なかけ方には、いくつかの原則がある。

原則1：誠実になる

嘘偽りのない、心からの褒め言葉を相手にかけるだけでよい。本当はそんな気持ちなどない褒め言葉をかけても、相手は気づくものである。時には、ポジティブなことなどなかなか考えられないこともある。しかし、実際には怠け者の同僚や意地の悪い上司でさえも、時には正しいことをするものである。本当にあなたは何ひとつ思いつかないだろうか？ もしそうなら、あなたが求めているのは何か、もしそうしてくれたらどれほどそれに感謝するかを相手に述べてみてはどうだろう。たとえば、次のように言うのである。「もしあなたがそのレポートを今日中に仕上げてくれたら、本当に嬉しいのだけど」

原則2：理由を言う

褒め言葉というのは、あまりはっきりしないことが多い。高く評価しているものは何かを述べるだけで、その理由を示さないからである。たとえば、部下が多くの製品を売った場合、その上司は、「よくやりましたね」と言うかもしれない。しかし、もしこの上司が次のように言い添えたとしたら、この褒め言葉の効果はいっそう高まるのではないだろうか。「君の売り上げのおかげで、

わが部署は赤字脱出だよ！」

原則3　まずは名前から

本人の名前に言及することで，その褒め言葉は個人的なものとなる。その言葉が特にその人に直接向けられたものであることを示すからである。「ジョン，あなたは本当によくやりましたね」，あるいは「コクランさん，今日のあなたはすごくいい感じですよ！」と述べることで，その褒め言葉は直接本人に向けられたものとなり，より強力になるのである。

> **演習　人のために良いことをし，その見返りに良いことを受け取る**
>
> **演習1　良いことをする**
>
> 　何か「良い」ことをする日を計画してみましょう。「善行の日」です。あなたは人のために，どんな楽しいこと，親切なことができるでしょうか。できるだけ多く考え，それを実行してみましょう。大きなこと，あるいはあっと人を驚かすようなことでなくてもよいのです。コーヒーを取ってあげる，物をもち上げるのを手伝ってあげる，コートをかけてあげる……。
>
> 　誰かが今やっていることに関心を示してください。そして，一日の終わりにそれについて振り返ってみます。同僚に対して，あなたはどのような友好的でポジティブな行動をとりましたか？　それはどのような効果がありましたか？　あなたに対しては？　相手の人に対しては？　あなたの動機に対してはどうだったで

しょうか？ 自分なりの結論を導いてみましょう。それはもっと頻繁に行う価値があるでしょうか？ 別の形で行ってみてはどうでしょうか？ このようなことはもうやめたほうがよいでしょうか？ その人に対しては，もうそのようなことをするのをやめたほうがよいでしょうか？

演習2　褒め言葉をかける
- 自分自身を褒めてやりましょう。あなたが嬉しいと思うこと，あるいは誇りに思うことを2つ，一日の終わりにあなたの手帳に書き出してみてください。
- 他の人を褒めましょう。職場の2人の人に褒め言葉をかけてください。ちょっとしたことでよいのです。誰かがあなたのためにドアを開けてくれたとき，それがきっかけであなたの口から相手に対する敬意の言葉が出てくることもあるでしょう。

演習3　良いことを受け取ろう
あなたが信頼する同僚に，一週間に一度，時間をとってもらい，次のことをしてもらってください。

- あなたがとったポジティブな行動について，その同僚から褒め言葉をかけてもらいます。
- 仕事であなたが何を改善できるか，その同僚に助言をしてもらいます。
- あなたが不平不満を漏らしているときに，その同僚にあなたが道を外れないように見守ってもらいます。その問題を解決するためにあなたにできることは何か，その人は助言してくれるでしょう。

提案6：自分の仕事を別の見方でとらえる

仕事によりエンゲイジするために，職場で実際に何かを変えなければならないわけではない。自分の仕事を別のもっとポジティブな見方でとらえることによって，仕事によりエンゲイジできるようになることもある。次のような方法を試してみてはどうだろう。

<u>感謝の気持ちを見つけよう</u>

働くことにはネガティブな面もある。退屈な雑用や扱いづらい同僚も，仕事の一部である。それでも，たとえば労働時間を自由にスケジュールできたり，同僚がシフトを代わってくれたり，良い給料をもらえたりなど，多くの場合，仕事には感謝すべきことが多々ある。こういったことをあなたは当然のように考えているかもしれない。しかし，それらは自明なことではなく，このことがあなたにはわかりにくくなってしまっているのかもしれない。したがって，感謝の気持ちを再発見することは価値がある。職場で感謝の気持ちを経験できる人は，仕事からより多くの満足感を得られるようになり，自分は有能で，エンゲイジしているとより感じられるようになる。

ごく簡単なテクニックで，より多くの感謝の気持ちをもてるようになることが研究からわかっている。週の終わりに，その週に起こったことで，あなたが感謝していることを5つ書き出してみよう。週に一回と言わず，ありがたいと思うことを毎日書き出してみるとさらによいだろう。そうすれば，より多くの感謝の気持ちを生み出せるだけでなく，思考態度も変わってくるだろう。あ

第3章 ワーク・エンゲイジメント向上のために従業員にできること

りがたいと思えるありとあらゆることに、より意識が向くようになる。つまり感謝の気持ちは、それを実際に表現するときに、よりいっそう効果が高まるのである。もし誰かがあなたのために何かをしてくれたら、その人にメールを送り、あなたがその価値を認め、感謝していることを表現してみるとよいだろう。それは、ポジティブならせんのきっかけにもなる。あなたが相手を気分良くさせると、今度はその人からポジティブな反応が返ってくる可能性も高まるのである。

失敗からでも、あるいはその他のうまくいかなかったことからでも、感謝の気持ちを得ることはある。結局のところ、なにがしかの利益を得る機会はほぼ常にあるということである。仕事を解雇されたなら、もうこれで煩わしいマネージャーのもとで働かなくてもよいという事実をありがたいと思えばよい。あるいは、今やあなたには、自分が本当に好きな仕事は何かを見つけるための時間がよりたくさんできたのであり、その事実に感謝することもできる。職場で業務の縮小がある場合、あなたの部署は他の部署ほど打撃が大きくなかったといった事実に感謝できる。研究によると、ネガティブな出来事に何とか意味を与え、それらをポジティブに見ようとする人は、ストレスを乗り越え、うまく適応し、抑うつ状態に陥る可能性が低いことがわかっている。次の質問を自分自身に問うことで、意味を見つけてみよう。

この出来事から自分は何を学べるだろうか？　この出来事からどのような機会が生まれるだろうか？　この出来事によって私はどのようにより良い人間になれるだろうか？

このような質問は感謝の気持ちを育む。たとえその出来事自体はそれほどすばらしいものではないとしてもである。

ゆっくり味わう：もっと楽しもう

忙しいと，職場での良いこと，嬉しいことを楽しむのを忘れてしまうことがある。同僚やクライエントとの接触，同僚との休憩，製品の生産といったことである。大慌てで時計とにらめっこしたり，ありとあらゆる心配事に没頭するあまり，楽しむ余裕がなくってしまう。しかし，どの仕事にも楽しい側面がある。あなたの仕事の中にあるポジティブな面にもっと頻繁に注目してみよう。これは多くのことを同時に（電話をかけながら食事をする，メールを打ちながら話をする，など）していないときのほうが容易である。できるなら，一度にこなすのはひとつだけにとどめ，自分が今していることに集中するよう努めてみよう。その結果，自分の活動により意識が向き，仕事の楽しい部分をもっと味わうことができるようになるだろう。

自分の仕事を楽しむためのもうひとつの方法は，ちょっと休憩し，仕事上のポジティブな経験について話をすることである。先週の飲み会は良かったとか，上司との評価面接でポジティブな評価を受けたといったことを話すのである。今後のポジティブな出来事についても同様である。それらの出来事を楽しみに待っていよう。同僚との旅，あるいはクリスマスの贈り物を心待ちにしてみよう。そのようにして，過去や未来の喜びの感情を現在に「移行させる」のである。たとえ今あなたが自分の仕事を楽しんでい

ないとしても，そうすることによって，仕事を続けるためのエネルギーを得られるだろう。これらのことを，たとえば，同僚と一緒にやってみよう。楽しかった思い出を共に振り返り，この先の良い事柄について話をすることは，楽しいだけでなく，社会的なつながりを強めることにもなるのである。

> **演習　ピンクのメガネ**
>
> 　来週，あなたが職場で楽しもうと思うことをすべて（少なくとも 25 項目）書き出してみてください。感謝したいと思うことを（文字通り）数えてみましょう。今，始めます。紙を一枚用意し，ポジティブなことを 3 つ書き出します。このリストを持ち歩き，職場で何か楽しい経験や出来事があれば，それらをすべて書き加えていきます。一週間が終わったら，素敵なカードを探し，その上位 10 項目を書き記します。そしてこのカードをどこか，たとえば，コンピュータや自分の机の上など，はっきりと目につく場所に掲げておきます。

提案 7：手放し，忘れる

　どんな人でも，職場でネガティブな経験をするものである。上司から不当な扱いを受けているように感じたり，侮辱されているようにさえ感じることもあるだろう。クライエントに叱られる，いじめられる，昇進を見送られる，あなたにとって重要なことについてあなたの意見が無視される，といったこともある。怒りというのは，人がこのような扱いを受けたときに感じる，自動的で適応的な反応である。不当に扱われているまさにその瞬間の怒り

は建設的な感情である。怒りに背中を押され，人は声に出して自分の意見を表明し，自分の主張が正しいことを示そうとする。怒りは，不当に扱われたと感じる自分の気持ちのバランスを取るのにも役立つ。怒りを覚え，不当に扱われたと感じた場合は，この怒りを表現し，自分の意見を表明することが有益である（提案2参照）。

　ただし，自分の怒りを必ずしも怒って表現する必要はない。実際，むしゃくしゃした気分で人に近づくと，逆効果になることが多いだろう。相手は脅されたように感じ，反撃してくるかもしれない。あるいは，守りの姿勢に入り，態度を硬化させてしまうこともある。それでは，あなたが求めていること，つまり，理解し，認めてもらうこととは正反対の結果になってしまう。したがって，怒りを建設的に活用するためには，自分の怒りを表明するべきではない。まずは自分を落ち着かせるために時間をとる。その辺を歩き回ったり，一日休みをとってもよいだろう。頭が冷えたら，自分が言いたいことをすべてリストアップする。そのうえで，そのリストを記憶するか紙に書き出すかして，それをもって相手のところに行くとよいだろう。もし相手があなたの話に耳を傾け，あなたが自分は正当に敬意をもって扱われていると感じれば，あなたの怒りは自動的に薄らいでいくだろう。

　しかし，常にこのようにうまくいくとは限らない。尋常でない怒りを抱えてうろうろ歩き続けることも起こり得る。たとえば，あなたがあえて自分の意見を表明しようとしないとき，あなたが腹を立てている相手の人物がしばらく手が空かないとき，あなた

の怒りが匿名団体（政府，労働組合など）によって引き起こされたものであるとき，などである。怒りをあまりにも長い間抑え込んでいると，それがあなたの考え方にも影響を与えるだろう。皮肉っぽくなり，恨みを抱くようになるのである。いかに相手が策略に引っかかり，「当然の報い」を受けることになるだろうか，とあなたは想像をたくましくする。ひょっとしたら，復讐さえ企てるかもしれない。

　しかし，皮肉たらたらの苛立ちまぎれの態度をとったところで，あなたには何の利益もないだろう。そのような場合には，怒りを手放し，相手を許すことに挑戦してみよう。もちろん，それは口で言うほどたやすいものではない。あなたにひどい扱いをした相手をいったいどのように許したらよいだろう？　相手を許す気持ちになるまで待っているのはあまり得策ではない。それではらちが明かない。それより，自ら率先して行動に出るほうがずっとよい。許すというのは単なる感情のプロセスではないことに気づくことが重要である。それは理性的なプロセスでもある。研究によると，もしあなたが誰かを許そうという分別のある決断をしたならば，たとえまだ感情的にはその用意ができていないとしても，それによって許しのプロセスが起動し始めることがわかっている。したがって，「私は，彼が……をしたことを許す」と自分自身に向かって言うことが許しの出発点となるのである。許そうという意志があれば，ポジティブな感情は自動的にそれについてくる。恨みや怒りを抱えていたら，正当に判断することなど不可能ではないだろうか。まずは「理性的に」許すことから始めてみ

よう。私はあの人を許す，と毎日自分自身に言ってみよう。また，あなたはそれをその人のためにしているのではなく，あなた自身のためにしているのだということを覚えておいてほしい。許すことは健康に良い。人を苦しみから解放してくれる。恨みを抱え，怒りや憤りを胸に歩き回らなくなれば，血圧にも良いだろう。許すことでポジティブなエネルギーを生み出すことができる。エンゲイジするための余裕が生まれるのである。

> **演習　許し方の学習**
>
> 　次の3つの原則を考慮すれば，人を許す方法を学ぶことができます。
>
> ● あまり多くを求めない
> 　概して人は，自分以外の人間に対して，世界に対して，あるいは人生全般に対して，過大な要求をしがちです。たとえば，「彼らは私に敬意をもって接する必要がある」「そんなこと受け入れられない！」「人はもっと多くのことをする必要があるのに……」といったようにです。そのように考えることによって，あなたは自分の規範や価値観を他人に押しつけようとするのでしょうが，もちろんそのようなことをしてもうまくいきません。他の人たちにも彼ら自身の規範と価値観があります。なるようにしかなりません。ですから，あまりあれこれと要求してはいけません。「彼らは私に敬意をもって接する必要がある」と考えるのではなく，「私は彼らに敬意をもって接してもらいたい」と考えてください。

- 周囲の環境を注意深く見る

  もし他の誰かが何か悪いことや間違ったことをしたら，あるいは何かを忘れてしまったら，私たちはほとんど必ずと言っていいほど自動的にその人を責めてしまいます。あの人は思慮が足りない，間抜けだ，不作法だといったようにです。私たちは周囲の環境が他者の行動に与える影響を考慮しない傾向にあります。その人物が意地悪だったのは，ひょっとしたら，ちょうど良くない知らせを受け取ったばかりだったからかもしれません。あるいは，その人は気分が良くなかったということもあるでしょう。

  一方，自分自身が何か良くないこと，あるいは間違ったことをしてしまったとき，私たちはうまい具合にまったく関係のない言い訳をでっちあげます。道が込んでいたから，天気が良くなかったから，同僚が泣き言を言うから，といったようにです。別の言い方をするなら，私たちは自分自身を責めず，周りの環境のせいにするということです。この思考態度を，他の人の過ちを解釈する際にも活用してみてはどうでしょう。そうすれば，あなたは気持ちが穏やかになり，もっと人を許せるようになります。

- 非難したいが許さなければならない人のことを考える

  では，鏡に向かい，あなた自身に対して次のように言ってください。「X（相手の名前）がしたことで，私は，彼（彼女）を許します」。これを一週間毎日行います。その一週間が終わったら，あなたが許しつつある，あるいは少なくともそのふりをしているという事実に対して自分自身を褒めてあげてください。

提案8：良い知らせを共有し，祝う

良い知らせを耳にするのは，常に良いことである。自分の妊娠や昇進の予定を語ってくれる同僚，売り上げが伸び，目標額が達成されたことを伝える上司。こうした話を聞くのは楽しい瞬間である。大きい小さいはともかく，あなたは今までに仕事で何か成功したことがあるだろうか？——良い商談がまとまった，良い契約にサインした，困難な締め切りに間に合った，といったことである。その成功をあなたの周りの人と共有してみよう。何が起こったのか，それがあなたに何をもたらしたのか，そしてどれほどあなたが嬉しく思っているのか，といったことを彼らに話すのである。こうしたことを伝えることで，あなたは，その出来事によって得た感情を再経験することになる。成功の余韻を味わうことができるのである。さらに，あなたは他の人にも良い気分を与えることになる。良い知らせを聞けば，他の人も希望に満ちた気持ちになる。楽観的で幸せな気分になるだろう。彼らはおそらく，「人生はすばらしい！」と考え，自分も将来，同じような成功を収めることができるだろうという希望と自信を取り戻すだろう。これらのポジティブな感情は，あなたが良い知らせを多くの人たちに話せば話すほど，ますます大きくなる。それは研究が示す通りである。もしあなたが何かに成功したら，それを他の人に話すだけでなく，それを祝ってほしい。ケーキを持参したり，一緒にお酒を酌み交わしてもよいだろう。

しかし，成功を分かち合い，それを祝うと，相手によってはそれをねたましく思うかもしれない。そのような人は，あなたが成

功を手にしようとしているのに自分はそうでないのは不公平だと信じている。あるいは，あなたには幸せが容易に訪れると考え，そのせいであなたの成功をねたましく思うのである。ねたみというのは，職場では当たり前に見られる感情である。

　しかしだからといって，自分の幸せを他の人たちと分かち合い，祝うことを控えるようなことはないようにしよう。もしあなたのことをねたんでいる人に会ったら，打ち解けた，親しみのある態度でその人物に話しかけるのが最善の方法である。相手が得意とすることについて褒め言葉をかけてみてはどうだろう。そうして，ねたみのとげを抜くのである。基本的に，他の人があなたのことをねたむのは，彼らが劣等感を抱いているためである。嫉妬している当の人物は，成功を収めたあなたと自分自身とを比較し，人として自分があなたよりも劣っているという結論に至ったのである。あなたは嫉妬している人に褒め言葉をかけることによって，その人の自己評価を上げることができる。結果的に，その人はもはや劣等感を抱かなくなり，あなたをねたむ理由はもう何もなくなる。嫉妬していた当の人物はこう考えるようになるだろう。「確かにあの点ではあなたは優れている。でも，他のことでは私が優れている」と。

> **演習　祝うべきことを考えよう**
> 　これから数週間にわたり，職場であなたが祝えることについて考えてください。それは大きなこと（今週，あなたの誕生日がある）でも小さなこと（机用の新しい椅子を購入した）でもかまい

> ません。おいしい飴を一袋買い，職場のチーム全員におすそ分け
> します。あなたには祝いたいことがある，と言います（「私の誕
> 生日を祝いたいの」／「新しい椅子を手に入れたんだ」）。そして，
> どうしてそれを祝いたいのか，その理由を述べます。たとえば，
> 「私ね，自分の誕生日を祝うことができて，元気で健康でいられ
> ることができて幸せなの」／「こうして快適に座れるようになって
> 幸せだよ。背中にもこっちのほうがずっといいしね」。

3.2 上司にできること

本章で紹介した提案は，どこで働き，どのような仕事をしていようとも，すべての従業員の参考になるだろう。これらは個人に向けた提案ではあるが，だからといって組織や上司には何ら関係がないということではない。特に，部下の監督に直接あたる人ならば，これらの提案を実践することで部下の力になることができるだろう。そもそも上司というのは重要な役割モデルだからである。たとえば，もしあなたが自分の部下たちに，同僚を評価し感謝するようになってもらいたいと望むなら，部下が職場で経験している問題について，部下と一緒に腹を割って話すとよいだろう。そうするなかで，あなたは役割モデルとして良い模範を示すことになる。職場でこれらの提案が実践されてうまくいくような，そんな職場の雰囲気を作り出す必要があるのである。つまり，そのような率直さ，敬意，そして信頼が，職場で積極的に取

り上げるべき重要な事項だということである。

部下は、感情的に安心し、自分が認められていると実感できる場合でないと、自分の弱い面を見せることはないし、自分の懸念について率直に正直に話したりはしない。それを可能にすることで、上司は、部下の怒りや欲求不満、憤りの発生を防ぐことができるのである。人は脅されていると感じるとき、安全でないと感じるとき、あるいは強制されているような場合には、話をしないものである。安心できる雰囲気の中では、部下は自分の問題や懸念を初期の段階で上司に伝えるであろうから、適切な手段を講じるための十分な時間がとれる。しかし、職場の雰囲気が脅迫的で、安全でないと受け止められると、部下はそのように話をすることを控えてしまい、事態がどんどんエスカレートすることになる。

上司は、役割モデルとなるだけでなく、本章で示した提案を部下が守るよう手助けすることもできる。上司は、部下のために時間をとり、彼らがどのような懸念を抱いているのかを尋ねることによって、彼らの力になることもできる。部下は自分の仕事のことをどう思っているのか？　どのような問題を経験しているのか？　何を必要としているのか？　組織によっては、この種の質問は年一回の業績評価か仕事の評価面接でしか取り上げられない。これではせっかくのチャンスが見逃されてしまう。つまり、上司が部下の話に耳を傾けることが非常に重要なのである。たとえ問題をその場で解決できないとしても、部下の話に耳を傾け、問題が存在することを認め、それを真剣に受け止めてくれる上司

がいれば，部下が経験しているストレスと欲求不満の多くは取り除かれる。結果として，上司と部下との間の関係は深まり，部下にとって上司は重要な仕事の資源となる。そしてこれが，本章の提案を採用するにあたっての絶好の出発点となるのである。

第 4 章

ワーク・エンゲイジメント向上のために組織にできること

　本章では，組織とそのリーダーが，部下のワーク・エンゲイジメントのレベルとともに組織全体のエンゲイジメントのレベルを高めるために何ができるかについて考えていく。

4.1　組織への提案

　ワーク・エンゲイジメントのレベルを高めるために，組織はその構成員が楽しんで仕事を行えるようにしたり，彼らのニーズ，才能，知識，技能にぴったり合った仕事ができるようにする必要がある。従業員はそのような仕事に就くと，いっそう仕事に励み，より没頭するであろうし，仕事への内発的動機づけがより高まる。したがって，組織は適材適所を心がけることが重要である。もし，そのようにぴったり合った場所が存在しないなら，組織はそのような場所を作り出すよう努力すべきである。人と仕事がぴったりと「一致」してはじめて，人は仕事にエンゲイジする

ようになるからである。これから見ていくことになるが，出発点は「場所」——すなわち仕事——ではなく，従業員であるべきである。つまり，従業員に合わせて働く状況を変えること，あるいは状況が異なるように組織がアレンジする必要があるかもしれないということである。

提案１：JD-R モニターを使用したフィードバック

組織と上司は，部下がどのような役割を果たし，彼らが自分の仕事をいかに経験しているかについて，必ずしもはっきりとした見解をもっているわけではない。組織や上司が常に適切なフィードバックを与えることができるとは限らないのもそのためである。その点，JD-R モニターを利用すれば，解決の手立てが得られるかもしれない。JD-R モニターはデジタル方式の（オンライン）質問票である。本書の第２章で取り上げた JD-R モデルのすべての要素がこれによって評価される。JD-R モニターには，以下の６側面に関する質問事項が含まれる。

- 仕事の要求度（ストレス要因）：仕事のプレッシャーや，仕事と家庭の間のバランス，など。
- 仕事の資源：社会的支援や，仕事における学習と成長の機会，など。
- 個人の資源：楽観主義，感情的安定，柔軟性，など。
- ワーク・エンゲイジメント：活力，熱意，没頭。
- ストレス反応：バーンアウト，倦怠，心身の不調の訴え，など。

- 組織的アウトカム：組織へのコミットメント，仕事の出来ばえ，転職，疾病休業，など。

　質問票への記入には，15分から30分ほどの時間が必要である。一般に，従業員の65％から85％が自主的に質問票に回答する。回答を拒む従業員は通常ごくわずかであるので，回答者全員が自主的な参加者ということになる。従業員が（匿名で）質問票に回答すると，定型化された結果のフィードバックが自動で送られてくる。フィードバックは，JD-R モニターにおけるその従業員特有の得点パターンに基づいたものである。それゆえ，フィードバックの内容は個人ごとに異なったものとなる。たとえば，彼らはベンチマーク——すなわち平均的な従業員——と比較して，さまざまな仕事の要求度や資源を自分がどの程度経験しているかを知ることができる。同様に彼らは，やはりベンチマークと比較し，ストレスに対してどのように反応し，どのようにエンゲイジしているかについても学ぶことができる。このようにして従業員は，自分が仕事をどのように経験しているのか，仕事でどんな点に改善の余地があるのか，何がうまくいっているのかについて洞察を深めることができる。従業員の回答は，「平均的な従業員」の回答と比較されることから，JD-R モデルの各要素において，彼らの相対的な位置を決めることができる。

　この情報を通じて JD-R モニターは，従業員が何に取り組むことができ，また何を改善することができるかを指摘する。私たちの経験からは，従業員の10％から15％がこの個人的フィード

バックを利用して何らかの行動をとっていることがわかっている。彼らは，仕事の過剰な負担，社会的支援の不足，学習や成長の機会がないといった問題を改善するために，自分の上司や同僚に話をするかもしれない。あるいは，仕事と家庭との間の葛藤やその解決方法について，パートナーと話し合って，じっくりと検討するかもしれない。

とはいえ，JD-R モニターのフィードバックは個々の従業員だけにメリットがあるわけではない。経営者側にとっても有益である。なぜなら，従業員全員分のデータが会社レベルで集められるため，それらのデータを利用しながら会社へのレポートが作成されるからである。したがって，会社へのレポートは，JD-R モニターに回答した従業員全員のデータが基盤となる。通常このレポートには，さまざまな部門，チーム，工場，事業所間で結果を比較した内容も含まれる。こうした比較を通じて，レポートは，ある部門，チーム，もしくは組織全体の長所と短所を明示するのである。たとえば，ある組織に所属する従業員は，特定の仕事の資源が欠けている，または，ある特定の仕事の要求度が高すぎる，と感じているかもしれない。レポートは，これらの具体的な問題に効果的に対処するための必要な情報を，上司に与えてくれるのである。

図4（55頁）の JD-R モデルを見ると，エンゲイジメントに特に影響を与えているのは仕事の資源と個人の資源であることがわかる。しかし，どの資源が重要なのかは会社によってそれぞれ異なってくるだろう。ある会社では，従業員が自分の業績について

適切なフィードバックを受けていないことが明らかとなるかもしれない。一方，別の会社では，仕事があまりにも単調であるとか，チームの雰囲気があまり良くないといったことがあるだろう。JD-R モニターは，会社ごとにその長所と短所は何か，従業員のエンゲイジメントを高めるためにはどの「ボタンを押す必要があるか」を示してくれる。JD-R モニターについてのより詳しい情報は付録を参照されたい。

提案 2：従業員に個人的フィードバックを与える

人は，自分がどうしたら良い仕事ができるのか，自分の長所と短所は何かについて，必ずしも適切に理解しているとは限らない。一般に，ほとんどの人たちは，たとえば社会的スキルや自動車の運転が他の人よりもうまいと思う傾向がある。その一方で，自分自身のことをネガティブに見がちな人もいる。そのような人は，自分は何をやってもうまくいかない，と悪く考える。他者——同僚や上司など——からのフィードバックは，自分とよく似た人たちと比較した場合，自分が相対的にどんな位置にいるのかを決めるうえで役に立つ。こうして彼らは，何は改善の余地があり，何はうまくいっているのかについて，より正確に理解できるのである。

加えて，ポジティブなフィードバックが得られると動機づけも高まる。従業員があることについて，「あなたはそれが得意なのですね」「そのことは高く評価されていますよ」と言われたとしよう。すると，その言葉は彼らへの励ましとなり，活力を与え，

彼らは仕事を続けていくとともに，よりいっそう一生懸命に，よりいっそうの喜びをもって仕事に臨むようになるのだ。上司は，部下がうまくやっていることについて定期的に褒め言葉をかけるべきであろう。上司の中には，褒めたりしたら部下は仕事を怠けるのではないかと懸念する人もいる。これでもう気楽にやればいいと考えるのではないかというのである。しかし実際にはその逆である。人は（褒められると）受身になるというより，むしろ積極的でエネルギッシュになる。反対に，批判したり口やかましく言ったりすると，人は受身になり，活力は枯渇する。自分は何ひとつとしてまともにできないと感じたら，やる気はなくなるものである。その結果，投げやりになり，そもそも思い悩む必要なんてないと開き直ってしまうだろう。

　もちろん，ネガティブなフィードバックも——何かうまくいっていないことがある場合には——重要である。何もかもすべて順調にいっている，などというのは稀である。たとえそうだとしても，さらに良くなる可能性もある。基本的に，ネガティブなフィードバックに何ら悪いところはない。実際には，ネガティブなフィードバックは自分が何を間違っているのかを自覚し，自分自身を改善するのに役立つ。ただしそれは，ネガティブなフィードバックが建設的な方法で与えられた場合に限ってである。泣き言やネガティブな意見としてではなく，たとえば第３章で紹介したXYZ方式に従って与えられるならば，ネガティブなフィードバックも役に立つのである。そうすれば部下は攻撃されたようには感じず，自分が間違っていることをきちんと理解する可能性が

第4章 ワーク・エンゲイジメント向上のために組織にできること

高まる。相手の良くない点を建設的な方法で指摘するためのもうひとつの方法に，サンドイッチ方式というものがある。批判（サンドイッチの具）をふたつの別のポジティブなこと（パン）で包んでしまうのである。たとえば，最初に相手を褒め，続いて相手が改善できることは何かを明らかにする。そして最後はポジティブなコメントで締めくくるのである（「あなたと話ができてよかったです。こうしていつも話ができることを私は嬉しく思っています」）。このようなバランスのとれた方法でなら，批判を受けた側もその批判をよりうまく処理できるし，その批判はさほど個人的な攻撃として受け取られなくなる。

　最後に，最も重要なのは，何らかの価値判断を伴わないような「客観的な」フィードバックである。自分がよくできたこと，あまりよくできなかったこと，目標達成へ向けてどれほど前進したのかをただ知るだけでよいのだ。それがすべてである。たとえば，あなたがカウンセラーで，クライエントの職探しの手助けができれば，あるいはあなたが機械工で，その日の朝に3台の車を修理できれば，良い気分になるだろう。それが刺激となって，あなたは同じことをもっとやってみようという気になるのではないだろうか。しかも，事実に基づいたこの種のフィードバックを使えば，目標設定は簡単になる。たとえば，一日に平均して20個のケーキを焼く人は，これからは22個焼くことを目標にすることができる。さらに，自分の職務遂行能力を理解することで，自分の仕事が目に見えるものとなる。それによって，自分は重要な存在であると感じることができる。自分はいてもいなくても同じ

存在ではない，何らかの巨大な，顔の見えない構造の中の単なる目に見えない一部分などではない，という気持ちになれるのである。

　すべての上司が，フィードバックを与えるのに長けているわけではない。もっと一般的に言えば，部下とうまくコミュニケーションを図れるわけではない。そのような場合には，コミュニケーション技能と適切なフィードバックの与え方について，上司を訓練するのが得策である。このようなことは子どもじみたことに思われるかもしれない。コミュニケーションの図り方を学ぶ必要があるなどと言われたら，決まり悪く思う人もいるだろう。それではまるで，私にはコミュニケーション能力がないかのようではないか！と。しかし，そのように恥ずかしく思ったり，憤りを感じたりするのは間違っている。概して，コミュニケーションというのは自然に生じるものと当然のように思われているが，そうではない。建設的なコミュニケーションは学習の賜物なのである。とはいえ，コミュニケーション技能は系統的に訓練されたものではない。学校で教えられるものでも，職場で学ぶものでもないのである。人は子どもの頃，自分の親を，後には学校の先生や友だちを役割モデルとすることで，コミュニケーションの仕方を学んでいく。しかし，優れたコミュニケーション・モデルに恵まれなかった場合，適切なコミュニケーション方法を学ばないままになってしまう。これは残念なことである。なぜなら，楽しく，敬意をもって，効果的に人と関わる能力は，基本的にほぼすべての人がもっているからである。ただ，どのようにそれを行ったら

よいかを知り，それを定期的に練習すればよい。つまり，他者とのコミュニケーションというのは，適切なフィードバックを与えることも含め，訓練が可能だということである。

提案３：啓発面接を行おう

業績面接については多くの従業員がよく知っている。面接の最中に，その従業員の業績と職能が評価される。従業員は，これをある種の審査として経験することが多く，それが終わると多くの従業員はほっとするものである。業績面接に代わって，あるいはそれに追加する形で，組織は従業員個人との啓発面接を導入するとよいだろう。なかにはすでに実践している組織もある。業績に主に焦点を置く代わりに，これらの面接では特に，従業員の長所と，職業的，個人的なさらなる成長の可能性に焦点が置かれる。仕事の中でその従業員は何を学びたいと思っているのかといった話題が取り上げられる。啓発面接は本来，評価を目的としたものではないことから，従業員にとって脅威を与えるものではない。

従業員の成長を助けるために，雇用主には何ができるだろうか？ 雇用主は従業員に何をできるようになってほしいのか，また従業員はそのために何をする必要があるのだろうか？ 雇用主はどのようなキャリアを選択肢として提供できるだろうか？ 面接に先立ち，雇用主と従業員はいずれもこの種の質問について自分の考えを明らかにし，面接の中でそれについて話し合う。彼らは共に，従業員の個人的，職業的成長を促す具体的な目標を立案し，それを文書化する。また，必要な資源（研修を受ける，別

のチームに移る，別の一連の仕事を行う，など）はもちろんのこと，これらの目標が達成されたときにどうなるか（たとえば，昇進，昇給，配置転換，など）についても合意内容を文書化しておく。適切に実行されたときには，啓発面接は従業員の動機づけに大きな影響を与え，彼らはますます仕事にエンゲイジするようになる。啓発面接は，従業員に，キャリアを自分の求める方向へと舵取りする機会を与える。実際，啓発面接によって従業員のニーズや能力と仕事とがぴったりと一致するようになる。また，先述のように，この面接は評価を目的としたものではなく，本来，支援を目的としたものである。従業員が自身の能力を最大限に引き出せるよう，彼らを鼓舞するのである。次の啓発面接では，目標に向けた進捗をモニターし，その目標を調節すべきかどうか，あるいはより多くの，もしくは別の資源が必要かどうかについて話し合うとよいだろう。最後に，啓発面接は自主的なものであり，業務評価に代わるべきものではないことに着目することが重要である。

提案4：職務の変更

従業員は，仕事で十分に挑戦する経験をしてはじめて，より仕事にエンゲイジするようになるだろう。同じ仕事に長期にわたって携わってきた従業員は，仕事への動機が薄れてしまう。仕事がもはや挑戦的ではないからである。すべてを見尽くしてしまったのである。昇進によって解決策が得られることもある。職位が上がることによって仕事にやりがいを見出すことがあるからであ

る。新しい仕事の中では，より困難な，したがってより挑戦的な目標を達成していかなければならないだろう。

　しかし当然のことながら，必ずしもすべての人が昇進できるわけではない。したがって，もうひとつの選択肢は，職務内容を変更することによって，あるいは他の職務を加えることによって，仕事内容を豊かにすることである。たとえば，ある従業員を本人が自ら希望した新しいプロジェクトに任命するというようにである。時には，そのための訓練が必要になることもある。新しい職務を行っていくとなると，従業員は，努力しなければ，と感じる。そのため彼らは挑戦を求められた気持ちになり，新しいことを学ぶ。そしてそれが動機となるのである。

　とはいえ，あまりにも挑戦的すぎる職務を与えないようにすることが重要である。仕事が難しすぎると，かえって動機を奪いかねないからである。従業員が何か新しいことを引き受けていこうという動機づけを得るためには，小さな成功が必要である。一方，失敗は従業員を無力にし，彼らの動機にネガティブな影響を与えてしまう（「それは私には決してできないだろう」）。結果として，辞職することもある。したがって，上司に求められる役割は，従業員との話し合いの中で，本人にとって挑戦的ではあるが難しすぎない職務を探すことである。新しい職務がその従業員の価値観や目標とぴったり一致した場合に，従業員はよりいっそう仕事にエンゲイジするようになる。職務や職場の変更はキャリア・アップの一部となり得る。異なる任務や仕事を引き受けることによって，従業員は自分のキャリアを，自分が進めたい方向，

自分が重要と思う価値観と一致した方向へと舵取りしていくことができる。そしてそれによって，彼らはよりいっそう仕事にエンゲイジすることになるのである。

提案 5：従業員の話に耳を傾ける

ある決定が，従業員に相談することなく上部層のどこかでなされた場合，明らかに従業員は，その決定に自分が関わったという気持ちにはならない。彼らは依頼されたことはするかもしれないが，それは上司がそう命じるからにすぎない。従業員がその決定に同意しなければ，その決定をないがしろにするか，妨害しかねないだろう。上司がその場からいなくなったとたん，従業員は上司の指示などお構いなしに，自分の好きなことをするだろう。従業員によって——何らかの形で——支持されない決定は，あまり長続きしない傾向にある。従業員に直接影響するような決定を行う場合は，従業員と相談せずに決定するのではなく，できるだけ彼らにも決定に加わってもらったほうがよい。これには以下のような利点がある。

- 従業員は，自分の話を聞いてもらえていると感じ，自分の意見を声に出すことができる。自分が理解され認められていると感じ，それが仕事における重要な資源を生むことになる。
- 従業員は，組織の方針や決定に参加できた場合，そうした方針や決定にいっそう関わりを感じるようになる。決定に加わったことで，今度はより仕事にエンゲイジするようになる。さらに

それによって，その決定が適切にかつ効果的に実践される可能性も高まる。
- 従業員は，経営陣が考えたことがなかったような有益なアイデアや提案を打ち出すことがある。つまり，従業員が決定に参加することで，決定の質が向上する可能性がある。

もちろん，従業員の決定への参加は困難な場合もあるだろうし，いつでも可能というわけではないだろう。緊急の状況では，通常，従業員に加わってもらう時間はない。それだけでなく，従業員に参加してもらうとなると，時間も費用もかかり，遅延を招くことにもなりかねない。しかし，決定のプロセスへの従業員の参加を組織が認めない場合，その不利益はよりいっそう大きくなる。たとえばサボタージュを含め，従業員の間にかなりの抵抗が生じるだろう。従業員が決定に参加できるようにするには，従業員と話し合いの場を設定し，その決定に関連する方針にどんな問題点があるのか，彼ら（の代表）に意見を表明してもらうとよいだろう。また，従業員を対象とした調査を行うことで，彼らの意見を決定に加味することができる。あるいは，上司が従業員の話に耳を傾け，公式，非公式の話し合いの中で問題について話し合うことも可能である。

企業の役員や経営陣のすべてが，従業員による意志決定への参加に熱心というわけではない。また，時には従業員自身でさえ乗り気でないことがある。組織によっては，従業員の意思決定への参加が活発になるのを認めない文化をもつところもある（下記参

照)。そのような事例では,最初にその文化が変わる必要があるのだが,もちろんそれは容易ではない。以前とは異なる手立てを講じていくことによって,そのような変化を達成することができる。遅かれ早かれ何らかの時点でやり方を変えてみる必要があるのだ。それまでの上層部とは異なる「カラー」をもち,考え方や働き方においても一味異なるトップ役員など,鍵となる人物を雇用することで,組織にポジティブな変化が確立することがある。

組織のさまざまなタイプ

オランダの組織コンサルタントである Leon de Caluwe と Hans Vermaak は,彼らのいわゆる色彩理論において,5つの色で組織の特徴を区別している。それらは組織の変化において組織が採用し得る色のことで,以下のものがある。

- 青色の組織:方針は,重役室から現場の労働者へとトップダウン形式で伝えられ,実行される。組織の変化は,従業員にその準備ができているかどうかにかかわらず,厳しいタイムスケジュールに従って進められる。
  落とし穴:従業員の感情や意見がほとんど考慮されない。抵抗が生じることが予想される。
- 緑色の組織:従業員は,変化や新しい方針の実行の可能性に開かれているよう促される。従業員の学習と成長が重要な鍵となる。
  落とし穴:必ずしも全員が学習可能なわけではなく,またそれを希望しているわけでもない。変化の結果が見えにくい。
- 黄色の組織:組織のそれぞれ異なる部分が互いに交渉し,共に

解決策，妥協案，双方にとって有利な状況を提供する。
落とし穴：権力闘争が生じる可能性がある。政治的駆け引きが議題を左右しかねない。
- 赤色の組織：変化と方針の実行に快く応じるよう，人的資源管理の手法を用いて従業員を鼓舞する。
- 白い組織：従業員の自主性と自己統制を重んじることで，従業員が進みたい方向性を自ら発見できるようにする。
落とし穴：指導助言が少なすぎて，要領を得ない話し合いとなる。

「青い」組織が意志決定に従業員の参加を求める場合には，「赤」「緑」「黄」あるいは「白」の組織を目指すとよいだろう。ただし，どの色にもそれなりの落とし穴があることに注意。

提案６：変革型リーダーシップの勧め

　変革型リーダーとは，総売上高や利益といった仕事に関連した目標だけでなく，人としての従業員にも焦点を置く人物である。変革型リーダーシップは，従業員と心地良い関係をもったり，雑談を楽しむことを指しているわけではない。変革型リーダーシップというのは，それ以上のものである。基本的に，変革型のリーダーは，自分の部下の内発的な動機に焦点を置く。この種のリーダーは，部下がいったいどのような動機から行動しているか，彼らを突き動かしている動因は何かを知りたいと思っている。従業員が自分たちの仕事に幸せを感じるようにしたいのである。変革型のリーダーは，部下を刺激し，コーチし，鼓舞して，彼らが自

らの個人的な欲求を満たし,成長するよう促す。指導者の変革的な姿勢が,信頼,寛容さ,誠実さを促し,より良いチームの雰囲気を生み出す。一般に,変革型のリーダーははっきりとした態度を示し,役割モデルとして行動する。新しいアイデアや部下の積極的な参加に対して寛容である。その結果,変革型のリーダーは部下のワーク・エンゲイジメントを促し,彼らは良い仕事をしようと動機づけられる。これは個々の従業員だけに当てはまるのではない。変革型のリーダーは,チーム全体,あるいは部署全体のエンゲイジメントのレベルも押し上げる。

変革型のリーダーシップをとるためには,リーダーは多くのことを求められる。具体的には,変革型のリーダーは,少なくとも次の3つの領域において熟達していなければならない。

- 企業家精神。何はともあれ,会社は経営の対象である。
- 対人関係の構築と維持。自分の欲求と願望を表出し,上司からの指導とフィードバックを快く受け入れるように部下を促すには,社会的スキルが必要である。
- 自己管理。変革型リーダーは,自ら仕事にエンゲイジし,カリスマ性を発揮する必要がある。そのために,変革型リーダーは己を知り,自信をもち,楽観的な見方をする必要がある。そして,「今,ここ」だけにこだわるのではなく,将来の可能性と機会という観点から物事を考えられなければならない。

もちろん,必ずしもすべての上司が(すぐに)変革型リーダー

になれるわけではない。変革型リーダーは，女性のほうが男性よりもなりやすいように思われている。しかし，性別にかかわりなく，部下を仕事にエンゲイジさせ，またそれを維持していくためには，上司が変革型リーダーに特徴的な行動をとることが重要である。とりわけ，コミュニケーション，アサーティブネス，フィードバックの提供といった社会的スキルの訓練プログラムを受けることは，その重要な助けとなる。

提案7：従業員の訓練

従業員と上司は，各自の仕事のため，さまざまな研修，会議，訓練プログラム，ワークショップに参加する。これらは通常，仕事の内容に焦点が置かれる。しかし，従業員のエンゲイジメントのレベルを向上させるためには，違った種類の訓練が必要である。これまでに，上司を対象としたコミュニケーションとフィードバックに焦点を置いた訓練コースについて取り上げたが，その他の重要なコースとしては，仕事における部下の自己効力感の向上に焦点を置くものがある。

自己効力感は，従業員の重要な個人的資源であり（第2章参照），自分自身の能力に対する信念に関係がある。つまり，自分は困難に直面してもうまくやれるだろうという自信があるということである。職務の実行においては，自分自身への不信が強いと，ストレス，自信喪失，失敗への恐れが生じやすくなる。そのことで，物事を諦めたり，先延ばしにしたり，回避したりするようになる。自己効力感が低い従業員は，仕事にエンゲイジしてい

ない。そのような人は，仕事に情熱や熱意を感じず，不安やストレスを抱いているのである。

　自己効力感を感じられるかどうかは，仕事と個人とがどの程度適合しているかによって，ある程度説明できる。仕事があまりにも困難であったり挑戦的すぎたりして，従業員がいつもイライラしている場合，彼らが劣等感を感じたとしてもさほど驚きではない。物事が遅々として進んでいかないからである。しかし，本来良い仕事ができる人であっても，自己効力感の欠如を経験することがあるだろう。その理由として，もともとその人には自信がなかった，訓練を十分に受けてこなかった，自分の仕事を誤って理解している，などが挙げられる。嬉しいことに，自己効力感は向上させることができる。しかも，職務を変えなくてもそれは可能なのである。従業員が同じ仕事を続けていたとしても，自己効力感のレベルが向上する可能性はあるのだ。

　自己効力感を向上させるために，従業員にもできることがいくつかある。たとえば，以下のことである。

- 全般的な目標を，より小さな具体的な下位目標，あるいは継続的なステップに変える。ひとつのステップが完了することで達成経験を得ることができる。成功（達成経験）が重要なのは，それが自分の能力に対する自信を高め，どんどん前に進もうという動機を与えてくれるからである。何かうまくいかないことがあったとしても，すべてがうまくいかなかったというわけではない。単にそれは，ひとつのステップにすぎないのである。

- 「SMARTIES」な目標の設定。目標は，あまりにも曖昧で，明確な意図もない思いつきにすぎないことが多い。だからこそ，それらは結局，失敗に終わることが多いのである。成功するためには，SMARTIES な目標を設定する必要がある。次頁の囲み欄を見れば，そのような目標設定の仕方がわかるだろう。
- 役割モデルは良い実践例を提供する。人は，仕事を上手にこなす役割モデルから多くのことを学ぶ——これは代理学習とも呼ばれる。他の人が各々の仕事で成功したプロセスを目にすると，自分も同じようにやれそうな気がする。その仕事がそれほど不可能なものでもないように思えてくる。「あなたにできるのなら，私にもできる」ということである。職場で他の人を観察するだけでも，多くのことを学ぶことができる。進歩するにはどうしたらよいか，職務をもっとうまくこなせるようになるにはどうしたらよいかについて，新しいアイデアが得られるかもしれないのである。
- 言語的説得。従業員は，もし誰か——特に，上司，コーチ，あるいはトレーナー——が彼らを励まし，信頼を表現すると，より自信をもつことができる。たとえば上司が，「あなたならできる！」と言うと，これが励みとなって従業員はうまく仕事をこなせるようになる。

通常，これらの要素——下位目標への変換，目標設定，代理学習，言語的説得——はいずれも，従業員の自己効力感の向上を目指す訓練プログラムに含まれる。

SMARTIES な目標

目標が最も達成されやすいのは，以下の8つの性質（SMARTIES）を有する場合です。

- **明確である（Specific）**：目標は，はっきりと，具体的でなければなりません。一連の具体的な行動や明確な結果に言及することが必要であり，量的に評価可能であればより好ましいでしょう。良い例：「週に一回，仕事の出来ばえについて上司からフィードバックを受けたい」。（悪い例：「仕事でもっと多くのフィードバックを受けたい」。これでは漠然としすぎています）

- **測定可能である（Measurable）**：目標が達成されたかどうかが正確に同定されなければいけません。良い例：「私は週に一回，自宅で仕事をしたい」。（悪い例：「もっと頻繁に自宅で仕事をしたい」）

- **指定できる（Appointable）**：目標到達のために，誰が何をするのかが明確でなければなりません。良い例：「上司と週に一回連絡を取りたい」。（悪い例：「上司に現場にもっと頻繁に出向いてもらいたい」）

- **現実的である（Realistic）**：目標は達成可能なものであるべきです。良い例：「昇進の可能性について上司と面談をしたい」。（悪い例：「2カ月以内に昇進したい」。これでは多くの場合，達成困難です）

- **期限がある（Time bound）**：目標到達のための最初の一歩をいつ踏み出すかを明確にする必要があります。良い例：「来週

から，同僚と一緒に毎日コーヒーを飲みたい」。（悪い例：「同僚ともっと頻繁に会いたい」）

- **やる気を起こさせるものである（Inspiring）**：目標は，挑戦しがいがあり，やる気を起こさせるものでなければなりません。目標は難しすぎず（さもないと，失敗を恐れて過剰なストレスを生むことになります），かつ易しすぎることもないようにすべきです。目標が易しすぎると手ごたえがなく，動機づけが高まらないからです。
- **自己決定（Exclusive）**：目標は，自分自身で設定することが必要です。あなたのパートナーや上司といった他の人が提案したからという理由でそれをするのではありません。良い例：「私は同僚ともっと個人的に接触をもちたい。だから少なくとも週に3回は一緒にお昼ご飯を食べようと思う」。（悪い例：「もっと頻繁に同僚たちとお昼を一緒に食べようと思う。というのも，私は一度も同席したことがないと彼らが言うから」）
- **自己調和（Self-concordant）**：目標は，自分にとって役に立ち，意味のあるものでなければなりません。自分の中核的価値観，自分が重要と思う事柄と一致すべきです。

最後に，エンゲイジメントを向上させることに特に焦点を当てたコースも存在する。「エンゲイジメントの醸成」というトレーニング・プログラムがそうである。このトレーニング・プログラムでは，個別指導とグループ指導が用いられる。さらに，第3章で取り上げた多くの問題点に注意が払われる。親切な行動，ポジティブなニュースの共有，感謝の気持ちの表明などであ

る。このトレーニング・プログラムについての詳細は，次を参照されたい。http://www.winstddorbevlogenheid.nl/debevlgen-medewerker/training-coaching/

提案8：チームメンバーの結束の強化

第2章では，仕事にエンゲイジしていると従業員が感じるためには，良い雰囲気とチーム精神が重要であると述べた。職場の雰囲気が良くないと，従業員は成長しない。それぞれの従業員のエンゲイジメントが高まることもないだろう。組織や上司は，部署やチームの雰囲気に非常に大きな影響を与えることができる。それは，以下のことで可能になる。

- 現場では何が適切で丁寧な行動なのか，明確なルールを設定し，維持する。これらのルールは，従業員にはっきりと伝える必要がある。たとえば，職場でのいじめやセクシャルハラスメントは黙認されないこと，メンバー間の交流が自由で，メンバーがお互いに敬意を払い，寛大であるよう，組織が努力することを明示しなければならない。組織がこのようなことを明示することにより，共通の期待が形成され，メンバー間の絆が強まるのである。
- 先述のように，（変革型の）リーダーはチーム精神を良好にする。リーダーは，対人関係や人々への働きかけ方に関しても，役割モデルとして機能する。変革型のリーダーは，チームや部署の対人関係を規定する社会規範の体現者なのである。

- 従業員が自主的に，自律して働く組織では，メンバー相互が交流する機会を十分にもつ必要がある。これにより，物事を話し合い，相談し合い，一緒に楽しい時間を過ごすことが可能になる。従業員たちは仕事についてお互いに話し合うとき，グループ全体との関わりをいっそう強く感じる。また，毎月恒例の飲み会，クリスマスの昼食会，遠足といった，気分をリラックスさせる活動もチーム精神の醸成につながる。組織のために何か祝福することはないだろうか？ パーティを催すというのは良いアイデアであろう（第3章の提案8を参照）。上司は，必ず従業員全員がこのような活動に関わるようにすることが重要である。一部の選ばれた人たちだけが参加するような場合，組織がさまざまな下位グループに分裂する危険性がある。

もちろん，チーム内でメンバー間の社会的絆を強め，楽しい雰囲気を確立させるための方法は他にもたくさんある。そのため，それぞれの組織がどんな方法を選ぶかを決める必要がある。特に，従業員が自律的に，あるいは小さな「島」で孤立して働く組織では，メンバー間の接触を促すことが非常に重要である。

4.2 従業員は何をすべきか

本章で行った提案は，組織と経営陣に向けられたものである。では，従業員はただ傍観して気楽に構え，（煩わしい）上司が何もかも面倒を見てくれるまで待っているだけでよいのだろう

か？ そうではない。これまでの章を読み，自らのワーク・エンゲイジメントを高めるために従業員には何ができるかがわかっていただけたと思う。さらに，エンゲイジメントを高めるために組織がある手段を用いた場合でも，従業員はそれらの成功に向けて非常に重要な役割を果たすことが可能である。経営陣は多くの案を打ち出すであろうし，それらを実施することもあるだろう。しかしそれが成功するかどうかは，従業員がそれを受け入れ，それに関与するかどうかにまさに左右されるのである。エンゲイジメントを高めるために組織がとる手段に従業員が賛成しなかった場合——もしくは彼らがそれに熱心ではない場合——その手段が効果をあげる可能性は高くないだろう。経営陣は何らかの手段を講じ，それを推し進めるかもしれないが，従業員の間でそれを実行する力がなければ，効果をあげることはないのだ。

　ある手段や介入を成功させようとするなら，組織，経営陣，従業員間のコミュニケーションが非常に重要となる。なぜそれらの手段が用いられるのか，当面の問題にそれらはどう関連し，どのような利益があるのか（「私にとって何のためになるのか？」）が，従業員にとって明確でなければならない。こうした情報を何度も繰り返し提供し，従業員がそのプロジェクトに参加するよう促すとともに，彼らの提案やコメントを真摯に受け止めることが非常に重要である。さもないと，相当な抵抗が生じることになるだろう。一般に人は，変化に抵抗するものである。ほとんどの人にとって，変化は恐怖と不安を伴うからである。たとえ現在の状況が理想的なものではなくても，人は現状を変えるのではなく，

むしろそれに固執する傾向がある。結局のところ、自分が現在手にしているものについては把握できても、変更が行われた後、どのような事態になるかについては決してわからないからである。従業員がある手段を妥当ととらえ、それが彼らに利益をもたらすと思えるようになってはじめて、彼らはその成功に向かって協力し、努力するようになるのだ。

　抵抗が生じる恐れは、強力な階層制が存在する組織において特に高い。ある手段がどれほど誠意あるものであっても、その手段がトップダウン方式で実施された場合には、従業員が見向きもしないような事態になりかねない。従業員は、上層部から（また）何かを押しつけられた、という感じを受けるのである。階層的な組織では特に、従業員の参加を積極的に促すことが重要である。また、従業員の仕事が「目に見えない」ような組織、たとえば、それぞれの教師が閉じられた教室の中で仕事をしている学校や、上司が独裁権を振るっている部門では、抵抗が生じる可能性が高いだろう。従業員は文字通り閉じられた扉の内側におり、自分の仕事をする際にこう考えるのである。「私は私のやり方でやるさ」と。このような場合、非常に重要となるのが、従業員の関与と、抵抗に打ち勝とうとする彼ら自身の心構えである。さもないと、エンゲイジメントを高めるためにどのような試みがなされようとも失敗する可能性が高い。

　心理学者のKurt Lewinのモデルは、組織の変化の過程を明確にするうえで参考になるかもしれない。Lewinによると、組織の変化は次の3つのステップを経て進行するという。

- 現在の状況を「解凍する」
- 現在の状況を変化させる
- 新しい状況を「凍結させる」，あるいは強化する

　ステップ1を飛ばして一気にステップ2以降に進んでしまう組織も多い。組織が過度に熱狂的であったら，急いで先へ進みたがるからである。このような組織は，来たるべき変化に従業員が慣れるための時間を必ずしもとっていない。手段または介入があまりにも性急に導入されると，従業員が抵抗する可能性はかなり高くなる。従業員は心の準備がまだできていないからである。したがって，組織はステップ1に振り向ける時間をとるべきである。どのようなことが予測されるのかについて，適切なタイミングで広く従業員に知らせ，彼らの反対や提案に耳を傾けるとともに，それを真摯に受け止めることが必要である。そうすることで，組織の計画が従業員の間でよりしっかりと浸透するようになり，その計画が成功する可能性も高まるのである。

第 5 章

ポジティブならせん

　あなた自身，あなたの同僚，もしくはあなたの部下が，仕事によりエンゲイジするための方法は数多く存在する。それらについては第3章，第4章が参考になるだろう。皮肉な人だったら，次のように言うかもしれない。「これらの章で挙げられている提案はすばらしいし，たぶん楽しいだろう。でも，その効果は長続きしないだろうね。2, 3週間もすれば，ひょっとしたらそれ以前に，振り出しに戻ってしまうんじゃないかな」と。本章では，このようなことにはならないだろうということに言及する。

5.1　ひたすら向上へ……

　ワーク・エンゲイジメントを実際に向上させる手段は，ほんの一瞬や短期間しか効果が続かないということはない。多くの場合，もっと長続きする。ワーク・エンゲイジメントを高める手段が導入されると，その手段はその後もエンゲイジメントを高め続

ける。その結果，従業員がいったんエンゲイジすると，それは永遠に続くようになる——いわば，エンゲイジメントがそれ自身の命をもつのである。なぜだろうか？ 従業員のエンゲイジメントのレベルを持続的に引き上げていく，ポジティブならせんが起動するからである。このポジティブならせんについては第3章で簡単に紹介したが，それは次のように作用する。

　従業員はポジティブな感情を経験すると，自らの行動のレパートリーを広げ，仕事の資源はもちろんのこと，個人の資源も含めて，両方の資源を構築，あるいは蓄積する。自分が必要とするものを確実に手に入れるようになるのである。こうして資源が増加すると，今度はエンゲイジメントのさらなる向上へとつながる。それがまた，より多くの資源の蓄積を促し，これがさらにエンゲイジメントを向上させるのである。たとえば，歯科医師を対象とした研究では，歯科医師がいったん仕事にエンゲイジするようになると，自ら率先して行動を起こすことが多くなり，新しい素材や革新的な技術を用いるようになることが明らかになった。その自発性と革新に向けての強い動機づけから，彼らは新しい物事を学習し，自らを啓発していく。これが原動力となり，彼らはますます仕事にエンゲイジするようになる。そして，さらにこのことがさらなる自発性，革新的行動，および専門家としての成長などを導くのである。

　図5は，そのようならせんがどのように作用するかを示したものである。自分のエンゲイジメントを向上させるようなことを行うと，それは今だけでなくその後にも，たとえば今から一年後に

パフォーマンス

ワーク・エンゲイジメント

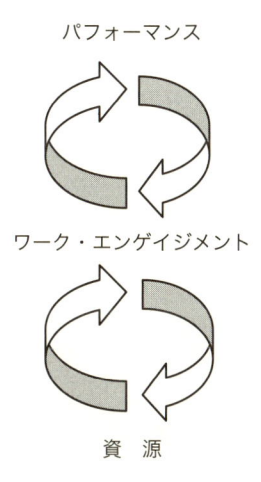

資　源

図5 ポジティブならせん

も，自分に利益をもたらすのである。実際，就業状況や仕事の出来ばえが改善するのだ。このポジティブならせんによって，エンゲイジメントのレベルはますます向上するのである。それはあたかも，さらなる幸福へと至るジェットコースターに従業員が乗っているかのようである。

　ワーク・エンゲイジメントの向上に関しては，従業員自身が積極的な役割を担う。口うるさい上司が重い腰を上げ，部下を動機づけるまで待っていても，部下にとってはあまり有益ではない。むしろ，部下は自発的に行動し，自分自身のエンゲイジメント向上に取り組み，そして自分の仕事に（再び）エンゲイジしていると実感するために何が必要かを理解しなければならない。自分を仕事にエンゲイジさせるものがわかれば，それに焦点を当て，そ

れを貫くことが必要となる。第3章では，エンゲイジメント向上のための取り組みについて，お勧めの方法を紹介している。

5.2 情動の伝播

エンゲイジメントを永続化させることで生じる現象は他にもある。この現象は，（ポジティブならせんのような）個人のレベルではそれほど大きな役割を担っていないが，職場のチームや部署のような集団レベルでは大きな役割を担っている。それは，「情動伝播」として知られている。ほとんどの組織において，従業員はたった一人で働くことはなく，何らかのチームの中で他の人たちと共同で仕事をする。従業員は自分自身の仕事をもっているが，自分の仕事をチームの仲間の仕事と調和させなければならない。従業員は組織の中で孤立しているわけではなく，チームの一部なのであり，さらにそのチーム自体がより大きな，たとえば部署などのまとまりの中に位置している。

仕事にエンゲイジしている人たちと一緒に働いていると，彼らとのコミュニケーションを通じて無意識のうちに，彼らの高い動機づけや熱意の影響を受けることが多い。自分の周りで仕事にエンゲイジしている人がいると，自分自身も楽観的な気分になり，動機づけられ，自分の仕事に対しても情熱を感じるようになる。周りの人が仕事にエンゲイジしているのにつられて，自分もそれに「感染」するのである。実際，研究でも，人は互いに自分の感情を，あたかも風邪のように相手にうつす可能性があるという説

得力のある証拠が出されている。人は，交流する相手の顔の表情や声の調子，身ぶり手ぶりを知らず知らずのうちに真似している。身ぶり手ぶりが変わると，私たちの脳は，自分の心の状態を身ぶり手ぶりの方向と一致した方向に向かわせる。たとえば音楽教師は，音楽に対する熱意と情熱を自分の生徒たちに「伝染」させることが実証研究からわかっている。音楽教師が音楽に夢中になればなるほど，生徒もますます音楽に夢中になるのである。また，結婚した夫婦は，自分のエンゲイジメントを相手に「伝染」させることがある。夫婦の一方が仕事にエンゲイジすると，もう一方のパートナーも同じようにエンゲイジする可能性が高いのである。それは，たとえ双方が完全に異なる職種に就いていたとしてもである。

しかし，情動伝播は逆に作用する可能性もある。たとえば，人は，おびえた人やストレスを抱えた人と一緒にいると，自分もその人物と同じ気分を「帯び」，同じようにおびえたり，ストレスを抱えるようになる。そのような理由から，バーンアウトの情動伝播は悪い意味で有名である。人は，疲労困憊し皮肉っぽくなっていると，その気分をお互いに相手に「伝染」させることがある。たとえば，研究によると，教師や看護師は問題を抱える同僚と話をすればするほど，彼ら自身，バーンアウトする可能性が高まるという。一方，研究からは，ポジティブな気分の伝播はネガティブな気分の伝播よりも生じやすいことも示されている。言い換えると，人はにらみつける相手よりも，声を上げて笑ったり，リラックスしてあくびをしたりしている人の真似をする可能性が

高いのである。したがって，エンゲイジしている従業員から，やる気を喪失した従業員へとエンゲイジメントが「伝染」する可能性のほうが，その逆の可能性よりも高いということになる。情動伝播のプロセスを通し，ワーク・エンゲイジメントはチームや部署にあっという間に広がる可能性がある。エンゲイジしている従業員からその人と働いている同僚に「伝染」し，今度はその同僚から他の同僚へと「伝染」する，といった具合である。その意味で，「エンゲイジメントの流行」が生じることもある。とはいえ，情動伝播のしやすさには個人差がある。とりわけ，他人の情動に影響されやすいのは，他人と自分とを比較しがちな人（「自分は同僚と同じくらいストレスを受けているのだろうか？ 同じくらい仕事にエンゲイジしているのだろうか？」）や，自分の感情を絶えずモニターしている人（「私は今どのように感じているのだろう？」）である。

　上司は，チーム精神を改善するために情動伝播の原理を活用できるだろう。上司が自分自身のポジティブな感情を表現し，自ら仕事にエンゲイジすることによって，それは可能となる。そのようにして彼らは情動伝播のお膳立てをするのである（図6）。研究では，実際，上司が情動伝播のプロセスを通して部下にエンゲイジメントを「伝染」させる場合があることがわかっている。その一方で，部下が，自分の上司が不公平な，もしくは不親切な行動をとるのを目にすると，ネガティブな感情が引き起こされる。これらのネガティブな感情はその後，情動伝播のメカニズムによってチーム全体へと広がっていく。言い換えると，上司の振る

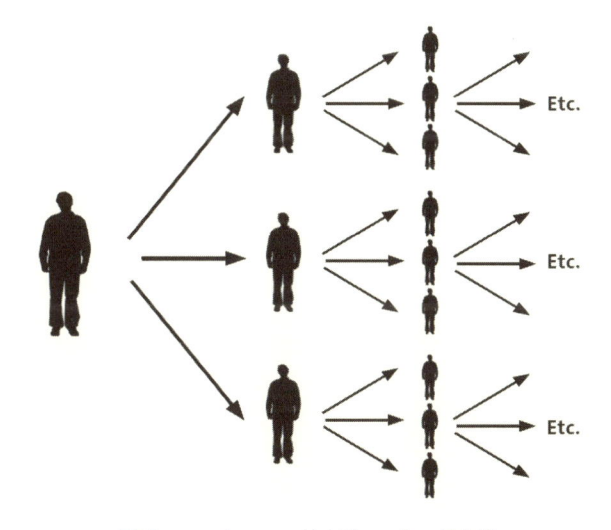

図6 ワーク・エンゲイジメントの伝染性

舞い，感情表現の仕方は，情動伝播のタイプを決定するうえで非常に重要なのである。そのタイプによって，ポジティブな方向にエンゲイジメントを促すこともあれば，ネガティブな方向にバーンアウトを促す恐れもあるのである。

情動伝播のこのプロセスは，生産性にとっても業績にとっても重大な結果をもたらす。銀行の顧客係を対象とした研究からは，彼らのポジティブな感情がその顧客に「飛び移る」ことがわかっている。従業員が良い気分でいると，その顧客も同様に良い気分になるのである。それ以上に重要なのは，そのような場合，顧客はそのサービスの質をより良く感じ，その後もその銀行と取引を続ける可能性が高いということである。また，この種の情動伝播

の考え方を用いると，本書の第2章で紹介したスペインのレストランのスタッフを対象とした研究結果についても，うまく説明することができる。エンゲイジしているスタッフは，サービスの質に対する顧客の受け止め方にポジティブな影響を与え，その顧客はその後，より頻繁にそのレストランを訪れるようになるのだ。そのうえ，情動がスタッフ間で伝染するため，職場のチームはよりいっそう協力し合うようにもなる。これも先のスペインでの研究で明らかになった点である。この研究からは，スタッフが仕事にエンゲイジしているようなレストランでは，サービスの雰囲気が良いことも明らかとなった。つまり，スタッフはより良いサービスをするようお互いに刺激し合っており，スタッフのリーダーも部下に対して支援的に行動していたのである。

やりがい

エンゲイジメントが永続するという事実はすばらしいことである。それは，介入を果てしなく繰り返す必要がないからであり，介入をいったん行えば，エンゲイジメントが永続するプロセスが起動されるからである。そのプロセスの中で資源が蓄積され，エンゲイジメントが向上する。これは，個々の従業員の利益になり，また，彼らが働く組織の利益にもなる。そのため特に経費削減の時代には，ワーク・エンゲイジメントの向上は重要な課題となる。つまり，ワーク・エンゲイジメントの向上に投資するような組織には，それだけの見返りがあるのだ。

付録 1

JD-R モニター

　Schouten & Inzicht 社の JD-R モニターは，オンライン形式で回答できる調査であり，JD-R モデル（第 2 章）の中で最も重要な要素を評価することができる。JD-R モニターは，7 つのステップから成る改善サイクルの枠組みの中で用いられるのが理想的である。以下では，JD-R モニターの役割と，7 つのステップのそれぞれについて簡単に説明する。

アクション・プラン　JD-R モニター

ステップ 1　問題
　組織は，次のような問いをもっていることがある。従業員は，自分の仕事をどのように経験しているのだろうか？　しかし，この問いは次のように，もっと具体的なものにすることができる。どうしたら従業員のワーク・エンゲイジメントのレベルを向上させることができるだろうか，どうしたら現場と経営者側との間の

距離を縮めることができるだろうか，どうしたら従業員の離職を防げるだろうか，あるいは，年配の従業員でも元気に仕事を続けられるようにするにはどうしたらよいだろうか，などである。

ステップ2　JD-R モニターのデザイン

人事担当役員，経営陣，労働協議会会員，あるいは産業医といったキーパーソンと一緒に，その組織に最も関連のある仕事のストレッサーと仕事の資源，ストレス反応，組織のアウトカムが選択され，JD-R モニターに含められる。JD-R モニターの最終的な内容は，第2章で述べたように JD-R モデルによって提示されることから，外観はともかく，基本的には変わらないものとなる。つまり従業員は，仕事のストレッサー，仕事の資源，個人の資源，ワーク・エンゲイジメント，ストレス反応，および離職の意志や組織コミットメントといった組織的なアウトカムに関する質問に回答するのである。

ステップ3　データ収集

従業員全員が，オンラインの JD-R モニターとリンクするメールを受け取る。質問項目の数にもよるが，JD-R モニターへの回答には15分から30分ほどかかる。回答率は，その調査が従業員にどの程度十分に伝えられているかによって異なるが，通常，65％から85％の間である。組織の人間は，誰であっても個々の従業員のデータにアクセスすることはできない。その結果は，もっぱらチーム，部署，あるいは組織レベルで集計されて伝えら

れ，個人単位の結果が伝えられることはない。だからこそ，従業員は質問に正直に回答できる。社会的に望ましい形で回答しなければ，というプレッシャーは皆無である。したがって，回答は信頼できるものであり，改善の手立てを講じるうえで好ましい出発点になると考えられる。

ステップ4　データ処理と個人へのフィードバック

JD-Rモニターに回答するとすぐに，従業員は画面上で自分の回答について簡単なフィードバックを確認することができる。この個人向けフィードバックでは，JD-Rモニターの各要素に関する，つまり，仕事のストレッサー，仕事の資源，個人の資源，ストレス反応，ワーク・エンゲイジメント，組織のアウトカムのそれぞれの結果を概観することができる。

ステップ5a　会社報告：結果

会社報告は，組織単位で集計されたデータに基づいて行われる。つまり，全従業員のデータはひとつに集積され，平均得点が計算される。個人向けフィードバックと同様，会社へのレポートにおいても，JD-Rモニターの各要素の回答を概観することができる。このように集団ごとに計算された平均得点は，準拠集団の基準値と比較される。基準値としては，オランダ人労働者の平均値，選択された部門に所属する従業員の平均値，もしくはJD-Rモニターに以前回答したことがある同じ組織の従業員の平均値などが使用できる。会社へのレポートのドラフトについては，そ

の組織のキーパーソンたちと議論される。ここでは，特に重要な2つの質問について回答を求められる。(1) そのキーパーソンたちは，レポートの中で描き出される結果を認識しているか？ (2) そのレポートで挙げられている問題分野に対処するために，過去にどのようなことがなされてきたか？ である。最初の質問に対する回答は，通常，確証的である。データは，キーパーソンたちが多かれ少なかれ予測していたこと，あるいはうすうす感じていたことを彼らに示すことが多い。そうはいっても，時おり，キーパーソンたちが認識していない結果となることもある。その場合は，JD-R モニターを通して，その組織の盲点が明らかになったということかもしれない。

ステップ5b　会社報告：提案

　JD-R モニターによって得られた結果は，適切な介入の出発点となる。一見したところ，介入は基準値（基準集団の平均値）を下回るような点に焦点を置くべきであるように思われるだろう。しかし，ことはそれほど単純ではない。たとえば，従業員たちがチームのメンバーと円滑に共働していなかったとしても，必ずしもそれが彼らのワーク・エンゲイジメントにネガティブな影響を及ぼすとは限らない。対照的に，人と仕事の相性が平均的で，一見したところ何ら心配する理由などないかのように見えるものの，ある会社では，その相性が従業員のエンゲイジメントのレベルに対して非常に重要ということもある。このような洞察は，介入をデザインし，実行するうえで重要となる。チームの共働を改

付録1　JD-Rモニター　141

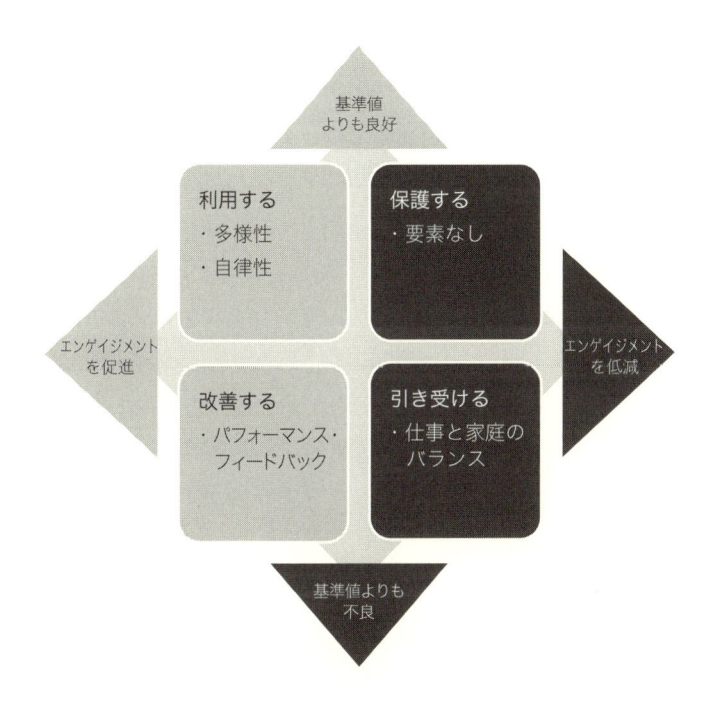

```
        基準値
       よりも良好

  ┌─────────┐  ┌─────────┐
  │ 利用する  │  │ 保護する  │
  │ ・多様性  │  │ ・要素なし│
  │ ・自律性  │  │         │
  └─────────┘  └─────────┘
エンゲイジメント          エンゲイジメント
を促進              を低減
  ┌─────────┐  ┌─────────┐
  │ 改善する  │  │ 引き受ける│
  │ ・パフォーマンス・│ │ ・仕事と家庭の│
  │  フィードバック │ │  バランス │
  └─────────┘  └─────────┘

        基準値よりも
         不良
```

図7　優先分析の例

善することに焦点を置くべきか（ノー），人と仕事の相性に焦点を置くべきか（イエス）？　改善提案ができるだけ具体的になるように——結局のところ，組織というのはそれぞれがすべて異なっていることから——会社報告には，その組織独自の優先分析を含むことになる。図7は，優先分析の例を示したものである。

ステップ6 フィードバック

最終的な会社報告では，当然のことながら，JD-R モニターで評価された結果と，結果に基づく改善策の提案が明確に示される必要がある。最終報告では，仕事のストレッサーを低減し，ワーク・エンゲイジメントを促進するとともに，組織のアウトカムを改善するための提案も行う。会社報告は，会社全体にわたりさまざまなレベルで，すなわち経営レベルだけでなく，チームレベル，部署レベル，あるいは特定のグループにおいて説明がなされ議論される。結果をフィードバックし，それらについて経営陣，管理職，従業員と批判的に議論しながら，会社と関わりをもち信頼を築くことは，次のステップとして介入をデザインし実行するために非常に重要である。

ステップ7 介入

JD-R モニターの結果に基づいて行う介入では，基本的に2つのタイプの対策が可能である。第一のタイプは，従業員が自分自身で対策を講じるものである。たとえば，従業員は自分の個人向けフィードバック（ステップ4参照）に基づき，自分自身の個人資源や組織の資源の改善を決定できる。私たちの経験では，従業員の約10％から15％が自発的に対策を講じるようである。彼らは，フィードバックで同定された仕事の過剰な負担，社会的支援の欠如，学習や成長の機会の不足などの問題点に対処するために上司や同僚に相談する。介入のもうひとつのタイプは，組織を基盤とするものである。このような介入は組織によって実施され，その

形態は，従業員や上司を対象としたトレーニング・プログラムから仕事の再デザインや組織文化の変化に至るまで多岐にわたる。

その後は？

ステップ7の後，改善サイクルは完了となるのだろうか？ 必ずしもそうではない。介入の後，組織はたとえばその介入が効果的であったかどうかを検証するために，ステップ1から7までを再度繰り返すこともある。JD-Rモニターはその後，従業員か組織のどちらか一方もしくは両方が実施した対策の結果，ワーク・エンゲイジメントが実際に向上したかどうかを検証するために利用される。介入前後のスコアを比較することによって，この質問に対して明確な回答が得られる。理想的なケースでは，JD-Rモニターは人的資源管理の仮説検証サイクルに統合され，改善のプロセスをモニターするために定期的に――たとえば年に1, 2回――用いられる。JD-Rモニターを監視装置として用いれば，改善傾向を明らかにすることが可能である。ワーク・エンゲイジメントのレベルは向上したのか，それとも低下したのか？ それとも安定していたか？ そして，これらの変化をもたらす要因とは何か？ 従業員の自覚する仕事のストレッサーや資源は上昇したか，それとも低下したか？ この種の情報は，人的資源管理の方針を決めるうえで重要である。実際，JD-Rモニターというのは，経営者や従業員が組織の中でどれほどの熱意をもって仕事を経験しているのか，意欲の「温度」を示す温度計のようなものとして機能しているのである。

参考に

　JD-R モニターを体験してみたい方は，次のサイトで体験版に回答してみるとよいだろう：www.sn.nl/inzicht。体験版の質問項目は一般的なものである。「本物の」JD-R モニターでは，質問項目は目的や必要に応じ，当該組織に焦点が置かれた内容となっている。

付録 2

日本における活性化対策の好事例

　本項では，日本において，従業員や組織の活性化をねらいとした対策を積極的に展開している 2 つの企業を取り上げ，その活動内容を紹介したい。

事例 1：JUKI 株式会社における活性化対策

対策の概要

　JUKI は，工業用および家庭用ミシンを主に開発・製造している会社である。同社では，メンタルヘルス対策の一環として 2003 年度から「心の健康診断」を実施している。これは，社員の健康管理を担当する健康相談室が，毎年，定期健康診断と併せて実施しているものである。2008 年度までは，抑うつのスクリーニング検査（CES-D）を用いて，うつ状態が疑われる従業員を個別にフォローするとともに，JCQ（Job Content Questionnaire：仕事の要求度 - コントロール - 社会的支援を測定するための調査

票）や ERI（Effort-Reward Imbalance：努力 - 報酬不均衡を測定するための調査票）などの調査票を用いて職場のストレス要因を定量的に評価し，就業状況の改善に活用してきた。

一方，2009年度の「心の健康診断」からは，その目的をストレス対策から活性化対策にまで範囲を広げた。これに伴い，ワーク・エンゲイジメントを調査項目に加えるとともに，調査票を ACTIVE（富士通ソフトウェアテクノロジ社が開発したオンラインの調査票。仕事の要求度 - 資源モデル［Job Demands-Resource model：JD-R モデル］の各要素を測定することが可能）に変更した。これにより，各組織の状態を，ストレッサー，組織資源，ワーク・エンゲイジメント，ストレス反応，パフォーマンスの多面的な観点から把握することが可能になった。

ACTIVE の組織へのフィードバック

ACTIVE の調査結果は，以下の流れに沿って，各組織にフィードバックされる（図8）。

①社長に全体結果を報告し，全体指示を仰ぐ。
時期：回答終了から2週間を目標とする。
内容：各側面の得点を社内の職位，職種，年代，事業部間で比較するほか，一般労働者集団との比較，アウトカム（ワーク・エンゲイジメント，ストレス反応，パフォーマンス）と各資源との相関などを調べ，特徴のある結果を中心に報告する。

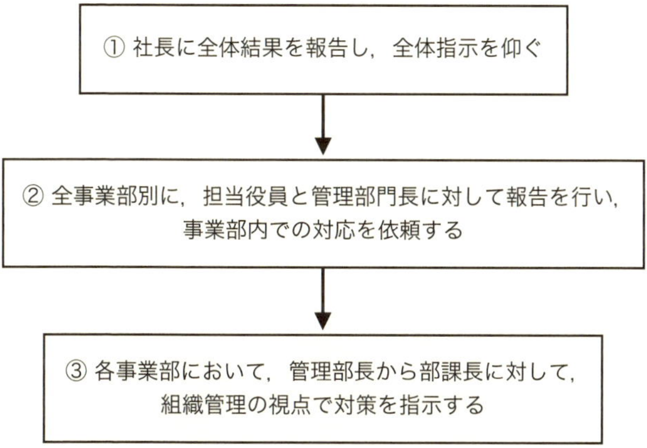

① 社長に全体結果を報告し，全体指示を仰ぐ

↓

② 全事業部別に，担当役員と管理部門長に対して報告を行い，事業部内での対応を依頼する

↓

③ 各事業部において，管理部長から部課長に対して，組織管理の視点で対策を指示する

図8 ACTIVE の組織へのフィードバック

②全事業部別に，担当役員と管理部門長に対して報告を行い，事業部内での対応を依頼する。

時期：①から2週間以内に全部門での終了を目標とする。

内容：①での報告内容のほかに，部レベルに分けた詳細な結果を追加提示する。事業部内のすべての部の結果を相対的に比較できる資料を提示する。

健康相談室からは，実務を担当する部課長ではなく，組織トップにフィードバックする。その理由として，組織トップは全体的な視点に立ちながら優先順位の高い対策を即決でき，具体的な指示を行える権限をもつことが挙げられる。

③各事業部において，管理部門長から部課長に対して，組織管

理の視点で対策を指示する。

　上述した一連のフィードバックには，次の3つの特徴がある。1) 組織へのフィードバックは，組織の変化速度を考慮して，スピード重視で行われること，2) 健康相談室は「組織管理に使えるデータ」をより客観的に使いやすく示す脇役であり，対策の企画と実施は上記②③の管理部門長の主導の下に行われること，3) 労働組合幹部にも全体結果と各事業部での対応概要をフィードバックし，組合対応の人事グループリーダーが同席すること。これは「使用者」側だけが組織活性を上げるのではなく，「労働者」側も足並みを揃えて努力してもらうためである。

<u>各部門における活性化対策</u>
　同社では，各部門においても独自に活性化対策を行っている。たとえば，ある部門では，「お客様がありがとうといってくれる仕事をする」ことを目標に，CS (Customer Satisfaction：顧客満足度) 事務局を設置し，従業員相互が配慮し，一体感のある職場を醸成するための活性化対策を行っている。具体的には，次のような対策が行われている。

　1) 顔写真つき出退勤ボード
　それぞれの従業員がどこで (国内，海外) 何をしているのかを，顔写真とともに明示したものである。フロア全体の出勤状況が一目で分かるようになるとともに，顔と名前が一致し，コミュ

ニケーションが向上するようになった。

2）在籍者資格 MAP
それぞれの従業員が，どのような資格を保有しているのかを一覧にした掲示板である。情報更新日を明示することで資格の取得を促進し，各自の知識・能力の成長を促すことにつながっている。

3）世界時計の設置
海外の事業所や工場の現地時間を表示した時計を部署内に設置したものである。海外とのやり取りが多いことから，時差がコミュニケーションの障壁になるのを避けるために設置された。これにより，相手の状況を配慮しながらコミュニケーションを図ることが可能になったほか，現地法人や顧客の時間に合わせた適切かつ素早いアクションにつながっている。

事例 2：富士通株式会社における活性化対策

富士通株式会社は，通信システム，情報処理システムおよび電子デバイスの製造・販売ならびにこれらに関するサービスの提供を主な業務としている。同社では，健康推進本部が中心となり，メンタルヘルス対策を含む健康管理を行っている。メンタルヘルス対策の一環として 2005 年度からイントラネットを使用したストレス調査（職業性ストレス簡易調査票）を毎年実施してきたが，2009 年度からはストレス調査の結果と人事部門の ES

150

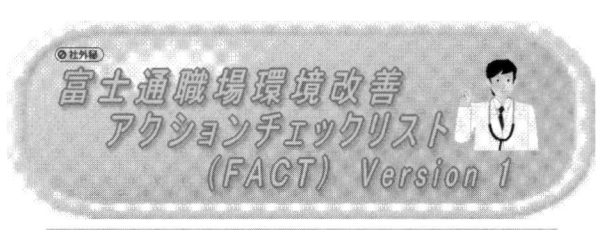

概要	FACTは、富士通の社員や健康推進スタッフから提案された約400の職場環境改善のためのアクションを基にまとめたものです。 "職場のストレス軽減"、"職場活性化"の二つを実現するために、具体的にどうすればよいのかアイデアを盛り込んでいます。
使用方法	1.「チェックリスト」ボタンより、職場改善のためのアクションプランを選び出すことができます。 2.各アクションには、職場のストレス診断（e診断）と従業員満足度（ES）調査の結果との対照表をつけています。 これらの調査結果から、職場改善のためのアクションプラン項目を選び出すこともできます。
その他	不明な点がある場合は、以下までお問合せ下さい。 (健推本）川崎健康推進センター　産業医 内線： email：

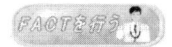

FACT作成にあたっては、東京大学大学院医学系研究科精神保健学分野の川上憲人教授とその研究室の皆様に多大なるご指導をいただきました。
ここに厚く御礼申し上げます。

図9 FACTの表紙

(Employee Satisfaction：従業員満足度）調査の結果とをリンクさせ，従業員および職場の活性化に向けて対策を拡充するようになった．

ストレス調査およびES調査の連携を円滑にし，調査結果を職場環境改善につなげるためのツールとして，同社ではFACT（Fujitsu Action Checklist：図9）を独自に作成した．FACTには，次の3点の特徴がある．

1) FACTは同社の従業員や産業保健スタッフから提案された

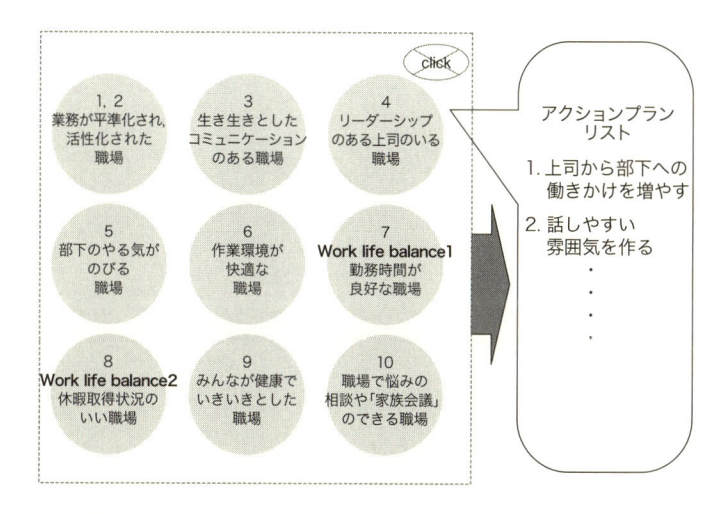

付録2 日本における活性化対策の好事例　151

図10　FACTで提示されている「実現したい10の職場環境」

約400の職場環境改善のためのアクションプランを編集したもので，同社の職場環境に即した内容である．

2) 同社で毎年全従業員に実施しているES調査結果とストレス調査結果との対照表を付け，結果から職場の改善すべき点を導き出し，さらに具体的な改善アクションプランをFACTから選び出せるようにしている．

3) 目標指向型のツールである．すなわち，「実現したい職場環境」に関して10項目（1. 業務平準化，2. 業務活性化，3. 職場コミュニケーション活性化，4. リーダーシップ行動，5. 動機づけの仕組み，6. 作業環境，7. 勤務時間，8. 休憩，9. 健康推進，10. 職場内での家族的コミュニケーション：図10）を提示し，各職場

1. 現状分析（ストレス診断・ES調査より）

2. 悩み（個人から組織の問題へ）

3. 成功例（こうしたらモチベーションがあがった，うれしかったこと）

4. こんな職場にしたい！アクションプラン

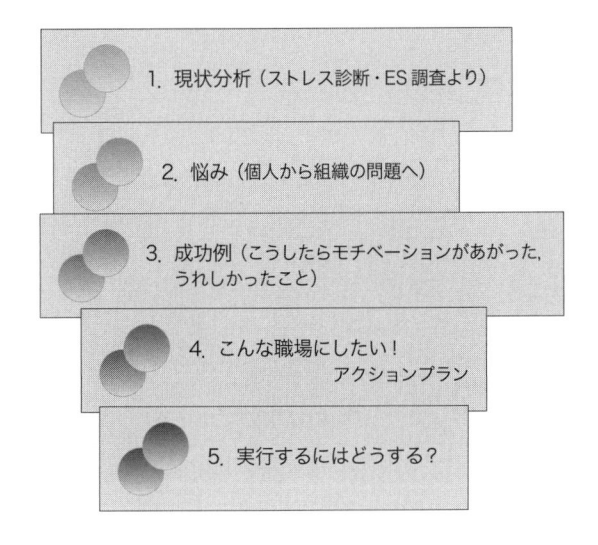

5. 実行するにはどうする？

図11 働きやすい職場づくりに向けたフレームワーク

の目標に合ったアクション項目を自由に選択することができる。

　従来は，ストレス対策は健康管理部門が，職場環境の活性化やモチベーションの向上は人事部門がそれぞれ別個に活動を行っていたが，FACTの開発・使用により2つの活動が橋渡しされ，働きやすい職場づくりに向けた包括的な対策の実施が可能になった（図11）。

　さらに，同社では，ストレス調査およびES調査の結果をもとに，職場単位でのワークショップを開催している（図12）。ワークショップでは，自分たちの職場をどんな職場にしたいか，そ

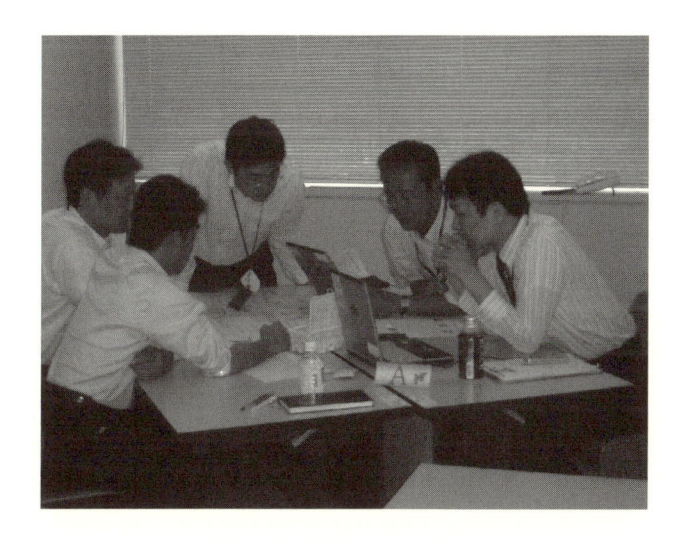

付録2 日本における活性化対策の好事例 153

図12 ワークショップの様子

のためのアクションとしてどのようなことが可能かについて，FACTを活用しながらグループディスカッションを行い，アクションプランの作成と実行につなげている。

本稿では，2社の事例を紹介したが，翻訳者が複数の日本企業をヒヤリングした結果，活性化対策に積極的に取り組み，一定の効果をあげている企業や事業所では，次の11の特徴を認めることができた。

1. 「活性化」という共通目標のもと，産業保健部門と経営・人事部門とが良好な関係を有している。
2. 対策を行うための体制と役割が明確である。
3. 一時的な対応ではなく，継続的な対策を行うための支援体制が整っている。
4. トップダウンによる一方向的な対策ではなく，参加型の対策が行われている。
5. 組織と個人の双方に向けた対策が行われている。
6. 組織や個人がもつ「強み」に注目し強化する対策が行われている。
7. 良好な実践活動が事業所内で共有され，水平展開されている。
8. すでに行われている対策を充実・強化する視点をもっている。
9. スモールステップ方式により，実施可能な活動から積み上げていく対策を行っている。
10. 問題追及型ではなく目標志向型の対策が行われている。
11. 職場外の要因（ワーク・ライフ・バランス，余暇など）にも積極的に目を向けている。

このように，活性化を視点に入れた職場のメンタルヘルス活動は，心の健康の維持増進だけでなく，ワーク・エンゲイジメントの向上も促進し，働く人々の総合的な「幸せ」につながるものと期待される。

謝辞：事例の作成に際して，JUKI株式会社人事部人事グループ健康相談室の神山貴巳香先生，富士通株式会社健康推進本部の統括産業医・三宅仁先生ならびに産業医・佐藤裕司先生より，貴重な資料をご提供いただくとともに，多大なご協力をいただきました。記して御礼申し上げます。

文　献

Albrecht, S. (Ed.). *The handbook of employee engagement: Perspectives, issues, research and practice.* Northampton, MA: Edwin Elgar

Bakker, A.B. (2005). Flow among music teachers and their students: The crossover of peak experiences. *Journal of Vocational Behavior, 66(1),* 26-44.

Bakker, A.B., Demerouti, E., Schaufeli, W.B. (2005). The crossover of burnout and work engagement among working couples. *Human Relations, 58(5),* 661-689.

Bakker, A.B., van Emmerik, H., & Eeuwema, M.C. (2006). Crossover of burnout and engagement in work teams. *Work and Occupations, 33(4),* 464-489.

Bakker, A.B., Hakanen, J.J., Demerouti, E., & Xanthopoulou, D. (2007). Job resources boost work engagement, particularly when job demands are high. *Journal of Educational Psychology, 99(2),* 274-284.

Bakker, A.B. & Leiter, M.P. (Eds.), *Work engagement: A handbook of essential theory and research.* New York: Psychology Press

Bakker, A.B., & Schaufeli, W.B. (2000). Burnout contagion processes among teachers. *Journal of Applied Social Psychology, 30(11),* 2289-2308.

Bakker, A.B., Schaufeli, W.B., Sixma, H.J., Bosveld, W., & Van Dierendonck, D. (2000). Patient demands, lack of reciprocity, and burnout: A five-year longitudinal study among general practitioners. *Journal of Organizational Behavior, 21(4),* 425-441.

Chan, D.W. (2010). Gratitude, gratitude intervention and subjective well-being among Chinese school teachers in Hong Kong. *Educational Psychology, 30(2),* 139-153.

Caluwe, L., & Vermaak, H. (2006). *Leren veranderen.* [Learning how to change] Deventer: Kluwer.

DiBlasio, F.A. (1998). The use of decision-based forgiveness intervention within intergenerational family therapy. *Journal of Family Therapy, 20(1),* 77-94.

Dijkstra, P., & Mulder, G.J. (2009). *Overleven in relaties.* [Surviving in relationships] Amsterdam: Bert Bakker.

Eagly, A., Johannensen-Schmidt, M., & Van Engen, M. (2003). Transformational, transactional, and laissez-faire leadership styles: A meta-analysis comparing women and men. *Psychological Bulletin, 129(4),* 569-591.

Emmons, R.A., & McCullough, M.E. (2003). Counting blessings versus burdens: An experimental investigation of gratitude and subjective well-being in daily life'. *Journal of Personality and Social Psychology, 84(2),* 377-389.

Fredrickson, B.L. (1998). What good are positive emotions? *Review of General Psychology, 2(3),* 300-319.

Fredrickson, B.L., & Branigan, C. (2005). Positive emotions broaden the scope of attention and thought-action repertoires. *Cognition and Emotion, 19(3),* 313-332.

Garnefski, N., & Kraaij, V. (2007). The Cognitive Emotion Regulation Questionnaire: Psychometric features and prospective relationships with depression and anxiety in adults. *European Journal of Psychological Assessment, 23(3),* 141-149.

Halbesleben, J.R.B., & Wheeler, A.R. (2008). The relative roles of engagement and embeddedness in predicting job performance and intention to leave. *Work & Stress, 22(3),* 242-256.

Hoorens, V. (2000). Self-favoring biases, self-presentation, and the self-other asymmetry in social comparison. *Journal of Personality, 63(4),* 793-817.

Lange, A., Richard, R., Gest, A., de Vries, M., & Lodder, L. (1998). The effects of positive self-instruction: A controlled trial. *Cognitive Therapy and Research, 22(3),* 225-236.

Salanova, M., Schaufeli, W.B., Xanthoupoulou, D. & Bakker, A.B. (2010). Gain spirals of resources and work engagement. In A.B. Bakker & M.P. Leiter (Eds.), *Work engagement: A handbook of essential theory and research* (pp. 118-131). New York: Psychology Press.

Salanova, M., Agut, S., & Peiró, J.M. (2005). Linking organizational resources and work engagement to employee performance and customer loyalty: The mediation of service climate. *Journal of Applied Psychology, 90(6),* 1217-1227.

Schaufeli, W.B., Bakker, A.B. & Salanova, M. (2006). The measurement of work engagement with a short questionnaire: A cross-national study. *Educational and Psychological Measurement, 66 (5),* 701-716.

Schaufeli, W.B., Martínez, I.M., Marques Pinto, A., Salanova, M., & Bakker,

A.B. (2002). Burnout and engagement in university students: A cross-national study. *Journal of Cross-Cultural Psychology, 33(5),* 464-481.

Schaufeli, W.B., & Salanova, M. (2008). Enhancing work engagement through the management of human resources. K. Näswall, J. Hellgren & M. Sverke (Eds.). *The Individual in the Changing Working Life* (pp. 380-402). Cambridge: Cambridge University Press.

Schaufeli, W.B. & Salanova, M. (2010). How to improve work engagement?. In S. Albrecht (Ed.). *The handbook of employee engagement: Perspectives, issues, research and practice* (pp. 399-415). Northampton, MA: Edwin Elgar.

Schaufeli, W. B., Shimazu, A., & Taris, T. W. (2009). Being driven to work excessively hard: The evaluation of a two-factor measure of workaholism in The Netherlands and Japan. Cross-Cultural Research, 43, 320-348.

Schaufeli, W.B., Taris, T., & Van Rhenen (2008). Workaholism, burnout, and work engagement: Three of a kind or three different kinds of employee well-being? *Applied Psychology: An International Review, 57(2),* 173-203.

Schaufeli, W.B., Taris, T. W. & Bakker, A.B. (2008). It takes two to tango. Workaholism is working excessively and working compulsively. In R.J. Burke & C.L. Cooper, *The long work hours culture. Causes, consequences and choices* (pp. 203-226). Bingley U.K.

Schwartz, C.E., Keyl, P.M., Marcum, J.P., & Bode, R. (2009). Helping others shows differential benefits on health and well-being for male and female teens. *Journal of Happiness Studies, 10(4),* 431-448.

Shimazu, A., Schaufeli, W. B., Kosugi, S., Suzuki, A., Nashiwa, H., Kato, A., Sakamoto, M., Irimajiri, H., Amano, S., Hirohata, K., Goto, R., & Kitaoka-Higashiguchi, K. (2008). Work engagement in Japan: Validation of the Japanese version of Utrecht Work Engagement Scale. Applied Psychology: An International Review, 57, 510-523.

Smulders, P.G.W. (2006). De bevlogenheid van werknemers gemeten. [Measuring work engagement]. *TNO special.*

Van Meer, R. (1997). *Overspannen door je baas.* [Burnout because of your boss] Utrecht: Kosmos.

* Note: Other scientific publications on work engagement can be downloaded from http://www.schaufeli.com/

《訳者略歴》

島津 明人 (しまず あきひと)

1969年，福井県生まれ。
早稲田大学第一文学部心理学専修 卒業後，
早稲田大学大学院文学研究科心理学専攻修士課程を経て，
博士後期課程修了。博士（文学），臨床心理士。

早稲田大学文学部心理学教室・助手，
広島大学大学院教育学研究科心理学講座・専任講師，同・助教授，
オランダ ユトレヒト大学社会科学部社会・組織心理学科客員研究員，
東京大学大学院医学系研究科精神保健学分野・准教授，
北里大学一般教育部人間科学教育センター・教授を経て，
2019年4月より慶應義塾大学総合政策学部・教授（現職）
専門：臨床心理学，産業・組織心理学，産業精神保健

主な著書：
『Q&Aで学ぶワーク・エンゲイジメント：できる職場のつくりかた』金剛出版，2018年（編集代表）
『産業保健心理学』ナカニシヤ出版，2017年（編著）
『ワーク・エンゲイジメント：ポジティブメンタルヘルスで活力ある毎日を』労働調査会、2014年
『ワーク・エンゲイジメント：基本理論と研究のためのハンドブック』星和書店，2014年（総監訳）

佐藤 美奈子 (さとう みなこ)

愛知県生まれ。1992年，名古屋大学文学部文学科卒業。現在は翻訳家としての活動のかたわら，英語の学習参考書・問題集の執筆にも従事。
星和書店より訳書多数。

《著者略歴》

ウィルマー・B・シャウフェリ博士は，ユトレヒト大学社会科学部産業・組織心理学科（オランダ）の教授であり，ラフボロービジネススクール（英国）およびジャウメ1世大学（スペイン）の客員教授でもある。彼は，350を超える論文や章を執筆しているほか，20冊を超える著書を執筆・編集している（詳細は http://wilmarschaufeli.nl/wp/）。彼は，長らく職業性ストレスやバーンアウト（燃え尽き症候群）について研究を行ってきたが，ここ10年の間に，ワーク・エンゲイジメントを含むポジティブな産業保健心理学に主な研究領域を移している。シャウフェリ博士は，欧州産業保健心理学会のフェローであるほか，産業保健心理士のライセンスを所持している。また，パートタイムの組織コンサルタントとしても活動を行っている。

ピーターナル・ダイクストラ博士は，社会心理学者であり，作家，教師でもある。彼女は，研究者を対象とした著作だけでなく，広く一般の人々を対象とした著作を執筆している。これまでに，40以上の学術論文を執筆しているほか，一般の読者を対象とした15冊の心理学の著書を執筆している。さらに，オランダの著名な複数の雑誌に，毎週，心理学に関する記事を連載している。彼女は，心理学の知識を人々の幸福につなげることを目的に，学術的な知識を多くの人々に届けるための執筆活動に取り組んでいる。

ワーク・エンゲイジメント入門

2012年11月10日　初版第1刷発行
2022年10月4日　初版第3刷発行

著　者	ウィルマー・B・シャウフェリ，ピーターナル・ダイクストラ
訳　者	島津明人，佐藤美奈子
発行者	石　澤　雄　司
発行所	株式会社　星和書店

〒168-0074　東京都杉並区上高井戸1-2-5
電話　03(3329)0031（営業部）／03(3329)0033（編集部）
FAX　03(5374)7186（営業部）／03(5374)7185（編集部）
URL　http://www.seiwa-pb.co.jp

印刷・製本　中央精版印刷株式会社

Printed in Japan　　　　　　　　　　　　　　ISBN978-4-7911-0825-1

・本書に掲載する著作物の複製権・翻訳権・上映権・譲渡権・公衆送信権（送信可能化権を含む）は（株）星和書店が保有します。
・ JCOPY 〈(社)出版者著作権管理機構　委託出版物〉
本書の無断複製は著作権法上での例外を除き禁じられています。複製される場合は，そのつど事前に(社)出版者著作権管理機構（電話 03-5244-5088，FAX 03-5244-5089, e-mail : info@jcopy.or.jp）の許諾を得てください。

人間関係の悩み さようなら
素晴らしい対人関係を築くために

D・D・バーンズ 著
野村総一郎 監修　中島美鈴 監訳　佐藤美奈子 訳
四六判　496p　2,400円
対人関係の悩みを解決し、毎日を気分よく過ごすために。

職場のうつ
対策実践マニュアル

松原六郎、五十川早苗、齊藤忍 著
四六判　220p　1,800円

企業内におけるメンタルヘルス対策のすべてを、詳しくわかりやすく解説する。

職場のメンタルヘルス実践教室

加藤正明 監修　大西守、島悟 編
四六判　288p　2,400円

激変する職場環境、ストレスフルな社会によって引き起こされる新しい
メンタルヘルスの問題とその対処法を実践性に焦点をあて、わかりやすく解説。

発行：星和書店　http://www.seiwa-pb.co.jp　価格は本体(税別)です